COMPTE-RENDU

DES PRINCIPAUX FAITS MORBIDES

OBSERVÉS

DURANT LE SERVICE MÉDICAL SUPPLÉMENTAIRE

DES QUATRE DERNIERS MOIS DE L'ANNÉE 1854 ;

Par J. BOURELY,

CHARGÉ DE CE SERVICE,

Professeur-Agrégé, ancien Chef interne des Hôpitaux et de la Clinique d'accouchements, ancien Prosecteur, ancien Aide-Anatomiste de la Faculté, attaché en qualité de Médecin-Major aux Hôpitaux militaires temporaires de Montpellier.

———— ⋈ ————

MONTPELLIER,

IMPRIMERIE DE RICARD FRÈRES, PLAN D'ENCIVADE, 3.

1855.

COMPTE-RENDU

DES PRINCIPAUX FAITS MORBIDES

OBSERVÉS

DURANT LE SERVICE MÉDICAL SUPPLÉMENTAIRE

DES QUATRE DERNIERS MOIS DE L'ANNÉE 1854;

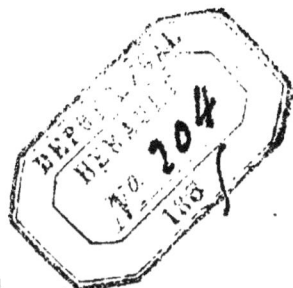

Par J. BOURELY,

Professeur Agrégé, ancien Interne des Hôpitaux, ancien Prosecteur
à la Faculté, etc.

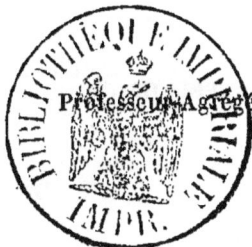

MONTPELLIER,

IMPRIMERIE DE RICARD FRÈRES, PLAN D'ENCIVADE, 3.
1855.

(EXTRAIT DES ANNALES CLINIQUES DE MONTPELLIER.)

COMPTE-RENDU

DES PRINCIPAUX FAITS MORBIDES

OBSERVÉS

DURANT LE SERVICE MÉDICAL SUPPLÉMENTAIRE

DES QUATRE DERNIERS MOIS DE L'ANNÉE 1854.

L'été de l'année 1854 a offert les caractères météorologiques habituels et propres à notre climat, à variations
atmosphériques si fréquentes. Nous ne nous arrêterons
donc pas à rechercher, dans l'état atmosphérique de
cette époque de l'année, la cause des affections morbides
graves que nous avons observées plus tard, soit dans
notre pratique particulière, soit dans le service qui nous
a été confié. La constitution médicale, si tranchée, si
dessinée quant à ses caractères pathologiques, nous a
paru se rattacher à des conditions de nature diverse

que l'histoire médicale que nous écrivons mettra, nous l'espérons, en évidence.

Il ne faut pas oublier que, dès le mois de Juin, quelques cas de choléra épidémique avaient éclaté; que, tout près de nous, ce fléau terrible avait déjà fait son apparition soudaine et s'était propagé avec une rapidité inquiétante. Aussi notre population, comme la garnison, était-elle dans l'attente et la crainte. Il existait une inquiétude morale et vitale qui se trahissait d'une part par l'abattement et la frayeur, d'autre part par un sentiment de langueur, de malaise. Cependant hâtons-nous d'ajouter que l'épidémie ne se montra jamais avec ces proportions effrayantes qu'elle prit dans des localités voisines. Mais son influence fut réelle et fut cause d'accidents trop nombreux encore.

Ainsi, dans le mois d'Août, les observations de choléra se répétèrent, et nous vîmes successivement, en ville, plusieurs faubourgs atteints assez gravement. Le mal persista encore en Septembre, et ne s'éteignit que dans les premiers jours d'Octobre.

Depuis le moment de sa première apparition, en Juin, ce fait morbide insolite ne cessa de faire quelques victimes dans les salles de l'hôpital St-Éloi. Vers la fin d'Août, l'encombrement fut tel que le nombre des médecins en chef parut insuffisant, qu'un service supplémentaire fut réclamé par l'autorité militaire, et aussitôt organisé par les soins de MM. les Administrateurs des hospices, dignement secondés par les Sœurs de charité. M. le Doyen de la Faculté voulut bien me charger de la direction de ce nouveau service, à la tête duquel je me trouvai placé dès le 1er Septembre. Quelques jeunes gens d'élite se joignirent à moi, et tous ensemble nous prodiguâmes nos soins aux malades qui nous furent confiés, et nous pûmes enregistrer avec une scrupuleuse attention les principaux faits morbides dont nous fûmes témoins (1).

Ce service supplémentaire, commencé le 1er Septembre, s'est prolongé jusqu'à fin Décembre; néanmoins je n'ai reçu des malades que durant les deux premiers mois de ce quadrimestre; mais bon nombre de fiévreux, entrés dans les derniers jours d'Octobre, n'ont été rétablis que dans le courant de Décembre : c'est que leurs maladies ont été longues et graves, et leurs convalescences lentes et pénibles.

Les malades qui vont faire le sujet de mes observations et de mes réflexions se divisent naturellement en deux catégories : à la première appartiennent les civils, qui ont été peu nombreux, en Octobre surtout, parce que leur admission dans l'hôpital St-Éloi n'était plus possible, les salles qui leur sont habituellement réservées étant occupées par des militaires; leur nombre s'est élevé en tout à 85. La seconde catégorie se compose de soldats, soit de la garnison, soit de passage, soit du camp du Midi : en deux mois, 598 malades de cette catégorie ont été confiés à mes soins. Il y a donc eu en tout 683 malades.

Les civils ont été plus cruellement éprouvés que les militaires. Ainsi, sur 85 individus, j'ai eu à enregistrer

---

(1) Je dois des remerciments à M. Estor, aujourd'hui interne titulaire à l'hôpital St-Éloi, fils du Professeur Estor, mon premier maître; à MM. Bourouillou, Valette, Dubrueil, digne fils du Professeur du même nom : tous les quatre ont rivalisé de zèle dans l'observation journalière des malades, et ont ainsi rendu ma tâche plus facile.

12 décès ; tandis que, sur les 598 soldats, il n'y a eu que 57 morts. A la fin du service supplémentaire, il ne restait plus dans les salles que vingt jeunes gens presque tous convalescents ou en voie de guérison ; deux seulement étaient en mauvais état : l'un par suite d'une suppuration abondante du côté des régions sacrée et trochantérienne, survenue à la suite de larges escarres développées durant la fièvre typhoïde ; l'autre par le fait d'une suppuration pulmonaire, conséquence d'une inflammation de nature rhumatismale.

Ainsi, en deux mois, j'ai eu successivement

$$683 \text{ malades.}$$

Il en est mort............ 69

Reste 614

Le chiffre de la mortalité a été plus élevé que dans les époques ordinaires, ce qui doit être attribué, le lecteur en sera bientôt convaincu, à la nature et à la gravité insolite des maladies qui ont sévi à cette époque. En outre, qu'il me soit permis d'écarter de ce tableau les décès de quelques sujets qui ont été portés agonisants dans mes salles. Ainsi un malheureux nous est arrivé de Lodève, atteint de pneumonie double, et offrant le râle de l'agonie ; il a expiré deux heures après son entrée. Un second sujet a succombé quelques heures après son admission à l'hôpital. Enfin un troisième nous est venu dans un état avancé d'hémiplégie, suite d'apoplexie cérébrale avec épanchement sanguin.

De pareilles négligences ne sont pas ordinairement à déplorer dans le service militaire ; néanmoins j'ai eu à enregistrer la mort presque instantanée d'un militaire venu du camp du Midi, et qui a été emporté le jour

même de son arrivée, avant qu'il m'eût été possible de
porter aucun diagnostic. Les renseignements fournis par
ses camarades, et l'absence de toute lésion matérielle,
m'ont fait supposer l'explosion subite d'un accès pernicieux.

Voilà donc quatre décès que je dois sans hésitation
effacer du tableau de mortalité qui se trouve dès lors
réduit au chiffre de 65. Ainsi j'ai perdu à peu près un
malade sur dix. Dans les temps ordinaires, l'hôpital
St-Éloi n'enregistre que 1 mort sur 20 individus ; mais
l'homme de l'art n'est point alors aux prises avec une
influence épidémique, avec une constitution médicale
offrant non-seulement quelque chose d'insolite, mais
encore de malin, comme les faits le démontreront plus
tard.

Il ne sera pas hors de propos de clore cette statistique
par l'état numérique des malades, soit civils, soit militaires, décédés dans mon service durant ce dernier
quadrimestre :

État numérique des civils qui ont été victimes :
Du choléra............................ 3
De pneumonie double................. 1
De phthisie pulmonaire............... 2
De fièvre typhoïde................... 2
D'accès pernicieux compliqué d'adynamie 1
D'apoplexie.......................... 1
De péritonite........................ 1
De cachexie paludéenne avec diarrhée et
anasarque 1
                                    ————
                                    12

État numérique des militaires qui ont été victimes :

Des circonstances de nature diverse ont concouru à modifier le système vivant, et à le rendre apte à concevoir et à réaliser les modes morbides graves qu'il nous a été donné d'observer : en d'autres termes, la constitution médicale, dont les caractères pathologiques ont été parfaitement tranchés, s'est formée sous l'influence d'un certain nombre de conditions qui toutes, à des points de vue différents, ont une importance réelle.

En première ligne, nous devons mentionner l'état de l'atmosphère durant les deux années précédentes. Un contraste frappant se fait remarquer entre ces deux périodes du temps. En effet, l'année 1852 a été surtout caractérisée par la persistance de l'humidité, à travers la succession des saisons : cela s'explique par les pluies qu'elle a vu tomber, plus fréquentes, souvent torrentielles, au point d'amener, à plusieurs reprises, le débordement de la rivière du Lez, et d'entretenir, même durant l'été, de petits ruisseaux qui coulent à peine en hiver. Ce qui domine, au contraire, en 1853 et 54, c'est l'extrême sécheresse. Or, cette persistance et cette prédominance alternatives et exclusives de ces deux qualités de l'atmosphère n'ont pu que modifier profondément l'économie humaine et la rendre plus facilement impressionnable.

D'autres agents non moins funestes ont en même temps exercé leur influence sur l'homme. On se rappelle qu'à cette époque les objets de première nécessité ont considérablement augmenté de prix et sont devenus moins accessibles à la bourse d'un plus grand nombre. Il y a plus : le vin, qui constitue la boisson la plus habituelle et la plus utile dans nos contrées, a fait défaut à la classe peu aisée, ou la qualité en a été presque toujours mauvaise, ou enfin la fraude en a fait un sujet de spéculation. Et cependant ces mêmes hommes qui étaient forcés de se nourrir et de s'abreuver plus mal qu'à l'ordinaire, de se contenter même d'un peu d'eau pour toute boisson pendant les fortes chaleurs de l'été, étaient astreints, par le fait de leur position sociale, aux mêmes travaux, et ne recevaient presque toujours que le même salaire, hélas! trop souvent insuffisant pour entretenir des familles plus ou moins nombreuses. Ainsi tout concourait à l'affaiblissement des forces, à l'appauvrissement du sang : mauvaise qualité et insuffisance des aliments, altération naturelle ou frauduleuse des boissons, en même temps que les travaux restaient les mêmes dans leur durée journalière et dans leur nature.

Chose pénible à dire, mais qu'il est de notre devoir de signaler ici, ces individus, dont la position était si précaire, ne s'abstenaient que difficilement de toute espèce d'excès. L'expérience prouve, d'ailleurs, que ce sont surtout les malheureux de cette classe qui sont portés à mépriser les sages conseils dictés sous l'inspiration des hommes de l'art ; qui, par exemple, durant les chaleurs de l'été, ne craignent pas de se gorger de fruits dont le simple bon sens leur interdit l'usage ; qui, atteints d'un léger dérangement des voies digestives, n'en continuent pas moins à suivre leur régime habituel ; qui, imbus de l'idée que les spiritueux, loin de faire courir le moindre danger, ne sont propres qu'à soutenir ou à relever leurs forces, s'estiment heureux d'en user et d'en abuser ; qui, enfin, n'écoutant pas la voix de ceux dont la mission est de les diriger, sentent leur énergie morale s'évanouir à l'approche d'un risque même imaginaire. Loin de nous la pensée de lancer sur ces infortunés l'anathème, de leur reprocher ce mépris des préceptes de l'hygiène ! le manque d'instruction est une puissante excuse pour eux. Mais aussi que l'homme de l'art n'oublie point et que le fonctionnaire comprenne qu'ils ne doivent jamais cesser de prodiguer les meilleurs avis, qu'il est de leur devoir de prêcher d'exemple ; car rien n'est contagieux comme l'exemple. Oui, l'homme qui est dans une position aisée et qui a reçu une bonne éducation, comme l'homme qui est au pouvoir, en se montrant sobres, généreux, observateurs des règles d'une saine morale, sont sûrement l'un et l'autre utiles à leurs concitoyens, à ceux de leurs semblables surtout qui occupent un rang inférieur dans la société : à quoi bon des préceptes, si ceux qui les proclament ne sont point les premiers à en faire l'application !

Ainsi donc les conditions profondément modificatrices que nous venons d'énumérer ont porté principalement leur action sur la classe ouvrière ; elles ont eu pour conséquence, nous le répétons, l'appauvrissement des forces, une altération réelle des fonctions les plus importantes.

Jetons maintenant un coup d'œil sur les jeunes gens qui se trouvaient à cette époque sous les drapeaux. Placés dans de meilleures circonstances, recevant une nourriture plus convenable, leur genre de vie ne laissait pas moins à désirer sous bien des rapports. C'est ainsi, par exemple, que bon nombre d'entre eux, sourds aux conseils de la prudence, mangeaient avec avidité les fruits de la saison qu'ils savaient être dangereux pour la santé, et ne se désaltéraient ensuite qu'avec de l'eau. D'un autre côté, combien n'en a-t-on pas vus, après un moment de fatigue, après un exercice prolongé, souvent même couverts de sueur, aller vite s'abreuver à la fontaine la plus voisine !

La considération de la conduite plus ou moins imprudente de ces jeunes gens n'est pas la seule qui puisse nous donner l'explication des faits morbides qui se sont présentés à notre observation. Il en est une autre qui mérite bien plus encore d'entrer en ligne de compte. Nous étions en été. La plupart de ces jeunes militaires, tout récemment enrôlés, étaient soumis à des manœuvres qui, nouvelles pour eux, n'en étaient que plus pénibles : répétées tous les jours, et plus ou moins prolongées, elles ne pouvaient que porter une fâcheuse atteinte à leur état de santé. Ceux de ces jeunes conscrits à former au rude métier des armes, qui venaient du nord de la France, avaient à subir, en outre, la nécessité de l'acclimatement. Ce sont ceux-là surtout qui ont reçu de la température élevée de notre localité une impression malfaisante. L'expérience a, du reste, démontré qu'il en était toujours ainsi. Dans le régiment du génie, par exemple, qui séjourne d'habitude plusieurs années dans notre ville, nous avons noté que, tous les étés, les militaires déjà modifiés par notre climat résistaient mieux ou étaient moins souvent frappés que les jeunes recrues. Le 7e régiment de dragons, qui, après dix-neuf ou vingt étapes, entre dans Montpellier vers le 17 ou le 18 Juillet, est dans peu de temps décimé par les affections morbides les plus graves. Enfin un bataillon de chasseurs de Vincennes ne fait que passer durant le mois de Septembre, et laisse plus de 30 malades dans nos salles.

Obligés de se déplacer, les jeunes gens dont nous parlons ont dû changer en même temps de manière de vivre, d'habitudes, de société, conditions qui, dans les temps ordinaires, impriment au système des modifications fâcheuses, et qui ont une influence autrement délétère à des époques difficiles. Ajoutez à cela que beaucoup d'entre eux, appartenant à la réserve, comptaient achever au sein de leur famille leurs années de service, et qu'ils sont arrivés sous les drapeaux cruellement désabusés.

En dehors des diverses circonstances que nous venons de passer en revue et qui ont sans nul doute puissamment contribué à rendre l'économie capable de contracter les modes morbides les plus dangereux, nous devons faire remarquer que l'influence épidémique cholérique a joué le plus grand rôle. Au point de vue relatif, l'épidémie a été bénigne : elle n'a pas décimé la population, la garnison comprise, comme cela est arrivé sur d'autres points, mais elle n'en a pas moins fait des victimes ; il y a plus : elle s'est signalée, dans notre localité, par sa tenacité et sa persistance. Apparue dès le mois de Juin, elle n'a complètement cessé qu'aux premiers jours d'Octobre. Une particularité digne d'attention, c'est le choix qu'elle a semblé faire de ses victimes et des lieux où elle a exercé ses ravages. Ce qui a souffert, ce n'est pas la ville, mais

les faubourgs; ce ne sont pas les habitations propres,
bien aérées, mais plutôt les réduits sales, mal tenus, où
l'air n'était que peu ou point renouvelé, qui ont été
principalement atteints. Pour la garnison, elle a vu ses
casernes visitées par le fléau; celle qui a été établie à
l'Abattoir a été éprouvée de la manière la plus terrible.
On se rend compte aisément de cette dernière circonstance : les casernes se trouvent ici assez mal situées,
trop peu spacieuses et voisines du faubourg de Figai-
rolles ou de celui de Nîmes, faubourgs sur lesquels pla-
nait le principe épidémique, attaquant et emportant les
malheureux soumis à son influence.

Il serait inutile de rechercher la nature de ce principe
épidémique, d'où il vient, comment il se renouvelle et se
propage. Les hypothèses, les raisonnements de toute sorte
se sont succédé, ont été entassés; l'histoire médicale
possède sur ce sujet des écrits on peut dire innombrables,
des théories plus ou moins séduisantes, mais qui ne nous
ont encore rien appris et sur la véritable nature du principe cholérique et sur le mode de traitement à utiliser.

Si jusqu'à présent la cause morbifique du choléra
échappe à nos laborieuses investigations, nous devons à
la vérité d'avouer que nous connaissons bon nombre de
conditions qui aident puissamment l'action de ce principe
délétère : ces conditions ont été déjà étudiées avec le plus
grand soin et enregistrées plus haut. Il ne suffit pas que
la cause cholérique existe et pèse sur nous pour que l'affection de cette nature s'ensuive et se manifeste; il faut
encore que le terrain soit convenablement préparé; il
faut que le système, déjà profondément modifié, puisse
répondre à l'impression produite par le principe épidémique. Nous vivons tous dans le même milieu, nous

respirons le même air, nous sommes donc tous soumis à l'action des divers éléments essentiels ou accidentels qui sont répandus dans l'atmosphère, et pourtant nous éprouvons des modifications diverses en rapport avec nos aptitudes, nos dispositions.

Aussi qu'a-t-on observé dans notre localité toutes les fois que le cruel fléau, dans sa course dévastatrice, est venu fondre sur elle? C'est que, à quelques exceptions près, en 1835, 1837, 1849 et 1854, ce sont surtout les personnes préalablement affaiblies par des maladies ou par des travaux, qui ont été atteintes. L'épidémie a frappé encore de préférence ceux que des excès ou des imprudences avaient en quelque sorte désignés à ses coups, ceux que leurs travaux journaliers forçaient de rester exposés tour à tour à la chaleur et à l'humidité, aux intempéries atmosphériques. L'Hôpital-Général, où se trouvent les vieillards et les infirmes, et spécialement la Maison des aliénés, ont fourni leurs victimes. En 1854, les jeunes militaires, qui ne reculent devant aucune témérité, et qui, par suite des exigences de leur service, sont soumis très-souvent à l'influence des variations de l'atmosphère, ont payé largement leur tribut au redoutable fléau. Il en a été de même des faubourgs où vit la classe pauvre qui ignore la plupart du temps ou ne peut pas mettre en pratique les règles de l'hygiène.

En général, l'homme intelligent qui sait se tenir à l'abri de l'action atmosphérique, si capricieuse dans nos contrées, qui ne commet aucune imprudence, qui observe la sobriété tout en se nourrissant d'une manière convenable, résistera mieux et a mieux résisté, en effet, aux atteintes du principe morbifique.

Nous ne saurions donc trop répéter que c'est de la

négligence ou l'oubli des préceptes de l'hygiène, ou de
l'impossibilité d'en faire l'application, que surgissent
les principales conditions qui modifient, d'une manière
fâcheuse, l'économie humaine, et la rendent beaucoup
plus facilement accessible à l'influence délétère de cette
cause spécifique.

Mais si ce principe épidémique reste souvent sans
effet, nous devons pourtant reconnaître qu'il est susceptible d'apporter des perturbations graves dans la marche
des maladies qui peuvent se manifester à la même époque
ou peu après, et qui sont ainsi et plus dangereuses et
plus fréquemment meurtrières. C'est ce que nous avons
observé durant l'été et l'automne de l'année 1854.

Dès les premiers jours de Septembre, la gravité des
affections morbides contre lesquelles nous avions à lutter
nous a frappé, ainsi que leur diversité : nous observions
en même temps le choléra d'un côté, des fièvres typhoïdes
de l'autre; ici des fièvres pernicieuses, là l'état adynamique, etc. Nous voudrions pouvoir placer sous les yeux
du lecteur ce tableau si complexe et si intéressant, en
lui présentant à la fois et en même temps toutes ces mo-
dalités pathologiques que nous avons vues se développer
à cette époque ; mais un pareil travail est impossible,
et nous devons nous contenter d'en dérouler les unes
après les autres les principales scènes avec leur physionomie particulière, tout en nous réservant d'étudier ul-
térieurement ce qu'elles ont offert de commun, ainsi
que leur influence réciproque.

Le fléau épidémique avec ses caractéristiques manifestations va d'abord nous occuper.

Le nombre des individus atteints par le choléra n'a pas
été considérable sans doute; néanmoins, dans le courant

de Septembre et les premiers jours d'Octobre, il s'est élevé à 52. La plupart ont été soignés dans une salle spéciale ; trois civils sont restés dans les salles communes, ainsi que six militaires qui étaient dans l'hôpital depuis plusieurs jours, et que l'on y traitait ou pour une fièvre gastrique ou pour une diarrhée.

Presque tous les jeunes gens qui nous sont arrivés porteurs de cette dernière maladie appartenaient aux chasseurs de Vincennes, qui étaient de passage dans notre ville ; les autres faisaient partie de la garnison.

Le flux diarrhéique a existé chez tous sans douleur ; il a présenté d'abord une teinte jaunâtre, et puis, dès le second ou le troisième jour, un aspect rizacé. Le nombre des selles était variable : chez quelques sujets, nous en notions trois, quatre, dans les vingt-quatre heures ; chez d'autres, jusqu'à dix, douze dans le même laps de temps. Le ventre a toujours conservé sa souplesse et son insensibilité à la pression ; plusieurs malades ont éprouvé en même temps des nausées, et des crampes aux mollets.

Les chasseurs de Vincennes se plaignaient, au surplus, de brisements dans les membres, de lombagie, de pesanteur de tête, d'horripilations ; ils avaient la langue légèrement blanchâtre ; en un mot, nous remarquions chez eux les principaux caractères de l'affection catarrhale ; ce qui n'étonnera pas le lecteur, car il doit se rappeler que ces jeunes gens, par le fait de leur voyage, étaient exposés aux intempéries atmosphériques.

Les militaires de la garnison nous offraient, au contraire, les signes d'un état gastrique concomitant : langue recouverte d'un enduit jaunâtre, amertume de la bouche, haleine fétide, pesanteur à l'épigastre, etc.

Une chose qui mérite d'être signalée, c'est que, pendant le règne de ces diarrhées et du choléra, il ne s'est présenté à notre observation qu'un seul cas de dysenterie, laquelle même, au troisième jour de son apparition, s'est convertie en diarrhée.

Pour nous, ce flux intestinal n'était nullement subordonné, soit à l'état catarrhal, soit à l'état gastrique bilieux ; ces deux modes morbides ne constituaient que des complications : nous l'avons constamment rattaché à l'affection épidémique ; en d'autres termes, ce n'était qu'une diarrhée prodromique du choléra. Et, de fait, ce flux a suivi la marche du fléau lui-même : il s'est montré dans nos salles en même temps que ce dernier, et nous l'avons vu cesser avec lui. Il y a plus : plusieurs des militaires, souffrants de la diarrhée, ont été frappés du choléra au sixième jour de cette maladie.

Du reste, la plupart des malheureux cholériques ont eu d'abord cette diarrhée prodromique, quelques-uns plusieurs heures, quelques autres vingt-quatre heures avant l'invasion du fléau. Trois de nos malades, atteints de fièvre gastrique bilieuse, et traités en conséquence, ont été subitement frappés, et cela au moment même où il y avait en apparence une amélioration notable dans leur état. Enfin, chez quatre sujets, l'explosion du mal a été brusque ; elle n'a été précédée et annoncée par aucun prodrome. Nous rappellerons, à ce propos, l'exemple du nommé Benoît, du 7e régiment de dragons, qui se couche fort tranquillement et en pleine santé, et qui est réveillé vers minuit par de violentes crampes accompagnées de vomissements et de diarrhée; celui de Guerriot, du même régiment, qui est pris tout à coup de crampes, d'aphonie et de vomissements.

Dans tous les cas, nos malades ont présenté, dès

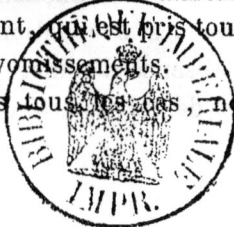

le moment qu'ils ont été soumis à notre observation,
une altération profonde des traits de la face, avec les yeux
enfoncés dans leurs orbites et un cercle plus ou moins
bleuâtre autour.

Les vomissements, qui ont été presque constants, ont
eu tantôt un aspect rizacé, tantôt une couleur jaune-
verdâtre. Deux jeunes gens, en proie dès le début à une
oppression extrême, n'ont vomi aucune matière durant
le cours de leur maladie. En ville, nous avons noté la
même exception chez une malheureuse femme qui vit
périr sous ses yeux, en moins de trente-six heures, ses
deux enfants : son garçon, âgé de 10 ans, était agonisant
lorsque cette pauvre mère, qui jusque-là n'avait éprouvé
aucune douleur, jette un cri perçant, s'agite torturée par
de fortes crampes dans les membres inférieurs, et se
laisse tomber. L'état algide fut poussé au plus haut
degré, et la mort eut lieu, six heures après, sans aucune
évacuation soit par en haut, soit par en bas.

Les déjections alvines étaient de même nature que la
matière des vomissements ; le plus souvent abondantes,
quelquefois presque nulles, elles ont exhalé, chez
quelques sujets, une odeur des plus fétides.

La plupart de nos malades accusaient une douleur
vive à l'épigastre, douleur qui persistait assez long-
temps ; ils éprouvaient, en outre, une soif inextinguible.
Avec la supersécrétion de la muqueuse gastro-intestinale, nous notions la diminution et bientôt même la suppression de la sécrétion urinaire. Néanmoins il n'y avait
pas un rapport direct entre ces deux phénomènes,
puisque, dans les cas rares où les évacuations ont
manqué, nous avons constaté l'absence d'urine.

Les crampes n'ont jamais fait défaut. Limité presque

toujours aux mollets, le spasme musculaire s'est montré deux fois aux membres supérieurs; il était le plus souvent fort douloureux, mais de durée variable.

Dès le début du mal, la voix a été ordinairement altérée. J'aurai toujours présent à la mémoire l'exemple de cette malheureuse femme dont j'ai déjà parlé : à peine eut-elle poussé ce cri perçant, qu'elle tomba dans une aphonie complète. Ce même phénomène s'est produit chez deux militaires. Le plus souvent la voix était d'abord voilée, rauque, et elle baissait peu à peu.

Au moment de leur entrée dans l'hôpital, les malades conservaient, d'habitude, un peu de chaleur à la peau ; mais le refroidissement ne tardait pas à s'emparer d'eux : il commençait par les extrémités, par le nez surtout et la langue. Le pouls, assez prononcé au moment de l'invasion, descendait assez rapidement, au point de devenir filiforme et enfin insensible.

Tels sont les principaux symptômes qui caractérisaient la première période dont la durée a été courte d'ailleurs ; car nous devons rappeler que le choléra qui a frappé nos militaires, en Septembre, a marché en général avec une grande célérité. Nous n'avons eu que rarement la satisfaction de voir le mal cesser avec cette période ; le plus souvent il ne s'est point arrêté, et bientôt apparaissait la période algide manifeste déjà chez bon nombre de militaires qui nous étaient apportés.

C'est alors que nous avons observé ce froid intense qui des extrémités se propageait rapidement au reste du corps. Dans la plupart des cas, l'algidité était très-sensible à la langue. La peau se recouvrait d'une sueur visqueuse et glacée ; elle tombait dans un tel état d'atonie, qu'elle conservait les plis produits par le pincement. La peau de la pulpe des doigts restait froncée, comme cela a lieu quand une personne sort du bain.

Les malades n'avaient pas conscience de ce refroidissement; presque tous cherchaient à se découvrir, et se plaignaient d'une chaleur vive à l'intérieur, d'une soif que rien ne pouvait satisfaire, d'un ardent désir de boissons froides.

Le *facies* prenait en même temps cet aspect étrange qui a impressionné si fortement, à toutes les époques, et le médecin observateur et l'homme du monde. Assez souvent les·narines étaient pulvérulentes, les dents sèches, comme vernissées, et se couvrant de bonne heure de fuliginosités.

Enfin il y a eu presque toujours un peu de cyanose, limitée chez bon nombre aux ongles, à ceux des mains surtout, aux lèvres et au pourtour des yeux; nous ne l'avons remarquée dans son plus grand développement que chez trois cholériques. Chez le nommé Buot, dragon au 7e régiment, entré le 7 Septembre, qui, au moment de la visite du matin, offrait tous les caractères pathognomoniques de l'épidémie, vomissements, diarrhée, crampes, refroidissement avec cyanose générale des plus complètes, la mort fut pour ainsi dire instantanée. Cette teinte particulière de la peau ne se manifesta qu'au troisième jour de la maladie chez le nommé Castel, du 7e dragons; mais elle devint aussi universelle que chez le premier. Je lis dans les notes prises et rédigées avec la plus grande exactitude par M. Bourouillou, que Benoît, du 7e dragons, était dans un tel état de cyanose, que toute sa peau ne présentait qu'une teinte noire.

Cette dernière observation est intéressante à un autre point de vue : c'est que les vomissements se sont vite suspendus, tandis que la diarrhée s'est maintenue fort intense, et que les urines elles-mêmes ont coulé en assez grande quantité, à peu près jusques au moment de l'agonie. C'est le seul fait de ce genre que nous ayons eu à enregistrer : dans tous les autres cas, il y a eu suppression plus ou moins hâtive des urines.

Plus de la moitié de nos malades ont été en proie à un sentiment très-prononcé d'anxiété, d'angoisse, d'oppression ; quelques-uns accusaient la présence d'un poids considérable empêchant le jeu de leur poitrine, demandaient à se lever pour *prendre l'air*, étaient enfin dans un tel état d'agitation qu'on ne pouvait les retenir dans leur lit qu'à l'aide de la camisolle.

Dès le début de la maladie, nous avons toujours constaté un trouble profond dans la circulation. De bonne heure le mouvement circulatoire s'affaiblissait, et souvent même le pouls n'était plus sensible ; nous l'avons vu se relever dans maintes occasions, battre avec assez de force, mais retomber bientôt après, ou se montrer tout-à-fait irrégulier, ce qui a été constamment d'un fâcheux augure ; tandis que nous considérions comme un signe heureux le retour régulier du mouvement circulatoire.

La plupart de nos malades ont conservé jusqu'au dernier moment l'intégrité de l'intelligence ; parfois, cependant, nous avons pu noter un peu d'incohérence dans les idées, ou un abattement moral très-prononcé ; plusieurs, se croyant perdus, ne cessaient d'exprimer le regret de leur isolement loin de leur famille. Ainsi Royer, du 7e dragons, était dans une inquiétude morale extrême ; il demandait à chaque instant à s'en aller chez lui. Nous avons pu observer le délire chez deux de ces infortunés, et voici ce que portent à ce sujet les rédactions de M.

Bourouillou, que nous avons entre les mains : « Le nommé Degez, du 7ᵉ dragons, est dans un tel état d'agitation et de délire furieux, qu'il faut le tenir fixé à l'aide de la camisolle. Un de ses camarades présente, au contraire, un délire tranquille et gai ; il veut rendre son billet, afin d'aller déjeuner avec ses amis qui lui ont, dit-il, donné rendez-vous. »

A quelques exceptions près, je l'ai déjà dit, l'invasion du choléra a été précédée et annoncée par un flux diarrhéique d'intensité et de durée diverses. Une fois déclaré, ce mode morbide épidémique nous a offert des variétés bien tranchées, soit dans ses caractères pathologiques, soit dans son cours plus ou moins rapide. Chez plusieurs malades, les vomissements et la diarrhée, avec douleurs vives à l'épigastre, avec froid, oppression, anxiété, céphalalgie, bourdonnements d'oreilles, ralentissement et disparition du mouvement circulatoire, ont constitué à peu près toute la scène morbide. Chez d'autres, les vomissements n'ont été que momentanés ; la diarrhée seule a persisté, mais avec crampes, avec cyanose, soit partielle, soit générale, avec agitation extrême. Il y a eu parfois des alternatives de diminution et d'aggravation des symptômes, des lueurs d'espoir trop vite déçues ; le danger nous paraissait toujours imminent tant que les urines ne se rétablissaient pas ; le retour de cette sécrétion était, au contraire, pour nous le signe d'un effort médicateur de la nature.

La marche de la maladie a été excessivement rapide dans deux ou trois circonstances. Ainsi le nommé Buot nous est apporté le 7 Septembre, au moment de la visite du matin, avec vomissements répétés, diarrhée très-forte, crampes, pouls insensible, refroidissements : à la contre-visite de 3 heures de l'après-midi, il présente un état général de cyanose avec froid glacial, et meurt quelques instants après. La veille, ce jeune dragon jouissait de la santé ; il n'avait, d'ailleurs, commis aucune imprudence. Dans la même journée, nous avons eu la douleur de voir succomber un autre dragon à peu près de la même manière.

Les périodes ne se succédaient pas, d'habitude, avec une rapidité si effrayante. La maladie se développait et marchait le plus souvent même avec assez de lenteur ; l'évolution des deux scènes morbides principales ne s'opérait guère que dans les vingt-quatre heures, et parfois en deux, trois jours ; la mort mettait alors un terme à la vie de ces malheureux, ou bien ils ne revenaient à la santé qu'après avoir subi des épreuves plus ou moins rudes.

L'état algide était, en effet, bien loin d'emporter tout danger avec lui. La réaction à laquelle il cédait la place était fréquemment redoutable. Deux de nos malades ont été victimes d'une congestion cérébrale survenue à l'occasion du mouvement réactif. Degez, soldat au 7e dragons, entre le 28 Septembre, portant tous les symptômes de la première période du choléra qui poursuit sa marche malgré l'emploi de tous les moyens. Le froid diminue dès le 30 du même mois, le pouls se relève, les urines reprennent leur cours, tout nous fait présager une réaction salutaire et franche. Mais le 1er Octobre se manifestent tous les caractères d'une congestion cérébrale des plus intenses : la face est rouge, vultueuse ; les yeux brillants, injectés ; les réponses brusques ; il y a somnolence avec *subdelirium*; pouls irrégulier, intermittent ; chaleur excessive à la peau. Tous nos efforts échouent ; et, à l'autopsie, nous trouvons les sinus de la dure-mère fortement gorgés de sang, ainsi que les petits vaisseaux de l'encéphale. D'autres ne sont entrés en convalescence qu'après avoir éprouvé, durant plusieurs jours, des moments de réaction et d'affaissement, d'agitation avec délire et de coma : en un mot, ces malades nous ont offert tous les signes de l'état ataxique, d'autant plus grave qu'il y avait un mélange d'irritation vive et d'atonie profonde.

Un phénomène morbide des plus redoutables attira surtout notre attention. Nous avions souvent recours à l'usage des topiques vésicants qui nous ont rendu, si nous ne nous abusons, de véritables services. Vers la fin du mois de Septembre, toutes les plaies des vésicatoires furent recouvertes d'ulcérations de mauvaise nature et d'escarres, et des plaques gangréneuses se développèrent en même temps sur d'autres points du corps. Un pareil phénomène éclata sur sept militaires qui paraissaient avoir échappé au fléau épidémique. Ces malheureux, à la chute des escarres, nous présentèrent de larges ulcérations avec suppuration abondante, et virent surgir tous les symptômes d'un état adynamique et putride. Les observations qui les concernent seraient toutes pleines d'intérêt ; il nous suffira d'en citer une seule.

Malaret (Auguste), chasseur au 17e bataillon, âgé de 21 ans, d'un tempérament lymphatique, d'une faible constitution, entre, le 7 Septembre, atteint de diarrhée. Le mal résiste aux moyens employés, et, le 15 au matin, le choléra éclate. A notre visite, ce jeune soldat est en proie à des vomissements de matières verdâtres, à un flux diarrhéique de même nature ; il se plaint d'une douleur excessive à l'épigastre, d'oppression, de crampes très-fortes dans les mollets, éprouve une vive anxiété, une soif intense, a les paupières cerclées de noir, le bout du nez, la langue et les extrémités froids, les narines pulvérulentes, le pouls misérable. Dès la veille, il y a eu suppression d'urine. La voix est rauque. Le malade pousse des cris plaintifs continuels. (Potion anti-émétique de Dehaën, fragments de glace pour toute boisson; quarts de lavements laudanisés ; frictions à la peau avec une brosse en laine imprégnée de teinture de quinquina ; sinapismes promenés sur les extrémités.)

Cet état reste à peu près le même les deux jours suivants, moins les vomissements qui ont complètement disparu dans la journée du 15 ; les douleurs de l'épigastre et l'oppression continuant, nous prescrivons l'application d'un large vésicatoire qui recouvre le creux épigastrique et une partie du sternum ; en même temps quatre autres vésicatoires sont placés aux membres, deux aux bras, deux aux mollets ; limonade à la glace pour boisson.

Dans la nuit du 17 au 18, le pouls et la chaleur tendent à se rétablir; la langue est chaude, la diarrhée diminue, le malade est moins inquiet et urine un peu.

Les jours suivants se passent assez bien; le pouls est régulier mais faible; la diarrhée a cessé; la sécrétion urinaire est tout-à-fait revenue; le ventre est souple, sans douleur, soit à l'épigastre, soit ailleurs; la langue est bonne; mais la faiblesse est grande, et Malaret se plaint qu'on le laisse mourir de faim. (Bouillon, vin sucré, limonade, raisin.)

Dès le 24, il se déclare un mouvement fébrile qui nous inquiète. Notre attention se porte du côté des vésica-

3

toires qui jusque-là nous avaient donné une bonne suppuration; ils sont recouverts de plaques gangréneuses, et
entourés, dans une assez grande étendue, d'une rougeur
érysipélateuse. Nous voyons en même temps toute la
région sacrée envahie par une teinte violacée qui nous
indique un travail imminent de mortification sur ce
point.

Dès ce moment, l'état gangréneux se développe avec
rapidité; le pouls devient petit, fréquent ; la peau
présente une chaleur sèche, âcre, et une sensibilité excessive ; la langue est sèche; les gencives se recouvrent
de fuliginosités ; le malade reste constamment dans le
décubitus dorsal; il est affaissé. Enfin, le 1er Octobre, il
tombe dans un délire tranquille, se plaint continuelle-
ment, pousse des selles fétides et répétées, mais sans
en avoir conscience, et finit par s'éteindre dans la journée
du 5.

Plusieurs fois la réaction a paru d'abord être franche,
légitime, et nous nous félicitions déjà de ce résultat
heureux, lorsque se déclarait un état typhique qui venait
tout compromettre. Entre autres faits que nous pourrions
citer, nous rapporterons le suivant que nous extrayons,
comme tous ceux qui ont trait au choléra, des observations rédigées par M. Bourouillou.

Boittin (Pierre), âgé de 25 ans, soldat au 7e dragons,
tempérament sanguin, d'une bonne constitution, est
entré à l'hôpital, le 6 Septembre, atteint du choléra.
Celui-ci a été fort intense, mais a disparu enfin, ne laissant après lui qu'un peu de diarrhée. Les forces sont
revenues; les fonctions se sont parfaitement rétablies, et,
dès le 20 du même mois, ce militaire paraît en pleine
convalescence.

Le 22, Boittin se plaint de céphalalgie, de brisement des membres, d'un peu de chaleur dans tout le corps; il a de la fréquence dans le pouls; la bouche est pâteuse, la langue effilée, rouge sur les bords et à la pointe, et recouverte au milieu d'une légère couche de matière blanche.

Ces symptômes persistent les jours suivants. Le malade continue à souffrir de la tête; il a plusieurs épistaxis abondantes; le flux diarrhéique augmente, et, dès le 25, des taches rosées, lenticulaires, apparaissent sur la paroi abdominale, rares d'abord, mais très-nombreuses le lendemain, et se montrant sur toute la partie antérieure du tronc.

Le 27, il survient de l'anxiété, de l'agitation, du délire : dans la nuit, le malade se lève et se promène dans la salle, en gesticulant; le calme est revenu le matin. La langue devient sèche, les gencives fuligineuses; le ventre est un peu météorisé; le pouls est fréquent et dépressible. La nuit suivante, l'agitation, le délire reprennent avec une nouvelle intensité. Nous nous décidons à administrer le sulfate de quinine associé à l'extrait aqueux de kina. Ce médicament semble d'abord avoir enrayé les progrès du mal; le calme se maintient les jours suivants; la langue est humide, la fréquence du pouls est tombée; la diarrhée a beaucoup diminué.

Malheureusement, malgré l'usage continu des préparations de quinquina, le délire et l'agitation recommencent; l'état saburral de la langue se montre de nouveau.

Le 1er Octobre, nous prescrivons l'application de vésicatoires aux bras et aux mollets; en même temps, décoction blanche pour combattre la diarrhée qui a repris de l'intensité; bouillon, vin sucré.

Le 5 Octobre, le malade se relève, il est tranquille, sans fièvre; la langue est humide et parfaitement dépouillée, ainsi que les gencives; deux selles seulement dans les vingt-quatre heures. Les vésicatoires, qui avaient offert d'abord quelques ulcérations, sont en voie de guérison. Enfin le malade prend avec plaisir un peu de nourriture.

Cette amélioration se poursuit jusqu'au 10. Ce jour-là nous constatons le retour d'un mouvement fébrile, un état de malaise et d'inquiétude. Boittin se plaint de ses vésicatoires qui, en effet, reprennent un mauvais aspect; il est, en outre, tombé dans un affaiblissement considérable, toujours couché sur le dos. Le lendemain, une large escarre commence à se former à la région sacrée; la diarrhée reparaît, et les matières évacuées exhalent une odeur fétide. La peau nous offre au toucher une chaleur sèche et âcre; le pouls est faible et fréquent. Nous insistons sur l'emploi de la décoction de kina, du diascordium; les points gangrenés sont recouverts de compresses imbibées d'une décoction de quinquina.

La faiblesse augmente les jours suivants, avec la diarrhée; il y a toujours chaleur à la peau, même fréquence du pouls. La gangrène tend à progresser. Enfin le malheureux Boittin s'éteint le 24 Octobre.

L'autopsie nous dévoile le ramollissement et l'altération d'un assez grand nombre de plaques de Peyer, avec engorgement hypostatique de la partie postérieure des deux poumons.

Dans les cas où de pareils accidents ne sont pas survenus, la guérison n'a été assez souvent obtenue qu'après la disparition de quelques manifestations morbides qui n'ont pas toujours été sans gravité. Des sueurs abondantes, presque colliquatives, ont pu un moment nous faire craindre pour la vie de quelques hommes. J. Forest, soldat au 7e dragons, est pris, au septième jour de sa maladie, alors que la réaction s'est développée depuis deux jours, d'une diaphorèse excessive et assez prolongée pour que le malade tombe dans une extrême faiblesse; fort heureusement, après trente heures de durée, elle diminue sensiblement, et ne tarde pas à cesser tout-à-fait. Dès ce moment, l'affaissement tend à s'effacer, et bientôt Forest reprend des forces et entre en pleine convalescence.

Déjà, chez ce même sujet, nous avions été frappé de la persistance d'un autre flux. La diarrhée, en effet, s'est montrée chez lui opiniâtre, et n'a pas peu contribué à entretenir cet état profond de débilité que nous avons noté. Or, ce phénomène morbide a existé chez d'autres jeunes gens qui venaient d'échapper aux atteintes du choléra; il a été long-temps rebelle aux divers agents thérapeutiques, et nous a donné des inquiétudes. C'est ainsi que Roy est pris et repris d'une diarrhée qui l'affaiblit beaucoup. Puis, tout à coup, éclate une jaunisse qui se répand vite sur tout son corps. Nous tenons à enregistrer l'apparition brusque d'un ictère dans de pareilles circonstances, parce que nous aurons, plus tard, à entretenir le lecteur de ce mode morbide qui s'est montré fréquemment après la disparition du choléra.

Cet historique rapide du terrible fléau qui a sévi sur les militaires de la garnison, en Septembre dernier, démontre combien il a été intense, combien peu le praticien était rassuré, alors même que l'état algide cessait complètement et que la réaction avait lieu; combien le danger était grand encore en présence de cette association

si commune de spasme et d'atonie, en présence de cette
tendance à l'état putride et gangréneux !

On nous dispensera de parler des lésions anatomiques
développées à l'occasion de ce fléau, et qui ont été si souvent observées et décrites. Les principales altérations se
sont toujours rencontrées du côté de l'appareil digestif :
le péritoine offrait d'habitude une sécheresse notable ; la
muqueuse duodénale était d'une teinte jaunâtre ou verdâtre qui, chez un sujet, s'étendait à la surface de tous
les viscères abdominaux ; sur la muqueuse de l'intestin
grêle se voyait l'éruption caractéristique dont on a tant
parlé, et formée par des corpuscules miliaires, rougeâtres,
assez consistants ; le foie, la rate avaient diminué de
volume ; celle-ci était décolorée, la vessie vide d'urine
et revenue sur elle-même. En définitive, nous n'avons
trouvé aucune nouvelle altération digne d'être notée et
qui pût nous servir à établir la nature véritable du
choléra.

Cette esquisse rapide fait prévoir déjà comment nous
avons dû agir, soit pour prévenir l'explosion complète
du choléra, soit pour l'arrêter dans le cours de son
évolution.

Nous avons toujours recherché avec soin les causes
et les complications de la diarrhée, afin de pouvoir la
combattre avec efficacité. Toutes les fois qu'elle a été
simple, nous avons prescrit l'usage de l'eau de riz
gommée et acidulée, des quarts de lavement avec
l'amidon, en même temps que nous consignions le malade au lit, et le soumettions à une diète assez sévère.

Nous avions recours de préférence à une infusion de
camomille, aux topiques chauds et émollients promenés
sur les extrémités inférieures, tout en recommandant

aux militaires de se tenir enveloppés dans une couver-
ture de laine, lorsque la prédominance de l'état catarrhal
indiquait la nécessité de rompre le mouvement de spasme
et de concentration, et de provoquer un mouvement
d'expansion et de diaphorèse.

Nous nous adressions, au contraire, à l'ipécacuanha
pris à dose vomitive, dès que les caractères d'un embarras gastrique étaient évidents. Dans quelques cas, la
persistance du flux diarrhéique nous a obligé de recourir
à la décoction blanche de Sydenham, seule ou avec addition de cachou.

Nous avions pour règle d'agir avec promptitude et
énergie, aussitôt que le choléra lui-même se déclarait.
Arrêter et faire cesser la lésion profonde des voies digestives et de la respiration, d'une part ; réveiller la
calorification et rappeler la vie prête à s'éteindre, d'autre
part : tel est le double but que nous avons poursuivi. En
conséquence, les efforts répétés de vomissement et les
vomissements étaient instantanément attaqués à l'aide
de la limonade à la glace, et mieux encore de la glace
elle-même prise par petits fragments. Nous en étions
venu à n'employer que ce dernier agent thérapeutique,
laissant complètement de côté les boissons froides et la
potion anti-émétique de L. Rivière, dont l'ingestion en
petite quantité suffisait habituellement pour rappeler les
efforts de vomissement. Des quarts de lavement, avec
addition de quelques gouttes de laudanum, étaient administrés, trois, quatre fois par jour. En même temps,
de larges sinapismes étaient appliqués sur différents
points des membres, et des frictions, soit avec de l'alcali
volatil, soit avec la teinture de kina camphrée, soit
sèches, étaient pratiquées sur leur face interne. Si l'état

algide persistait, nous ordonnions quatre larges vésicatoires, deux aux bras, deux aux mollets : c'était encore
un topique fortement vésicant que nous faisions placer
sur l'épigastre et au pourtour, toutes les fois qu'il
existait un sentiment d'oppression et de douleur dans
cette région.

Nous avons déjà fait la remarque que la glace était
mieux tolérée que toute autre boisson ; aussi n'avons-
nous prescrit le thé, le rhum, le vin sucré chaud que
chez les deux militaires qui n'ont eu ni envies de vomir
ni vomissements, ou chez ceux qui, ayant cessé de vomir,
restaient plongés dans un état profond d'insensibilité et
de torpeur.

L'emploi des stimulants diffusibles, des sédatifs du
tube digestif était continué tant que durait l'état algide ;
mais nous les abandonnions successivement dès que
celui-ci commençait à diminuer, nous hâtant de les
suspendre tout-à-fait, aussitôt que la réaction paraissait
devoir s'opérer, afin de ne pas trop exciter cet effort
médicateur. C'est alors qu'à la glace était substituée
la limonade froide, que des topiques chauds et émollients ou légèrement sinapisés remplaçaient avec avantage la moutarde et les frictions trop excitantes.

Nous n'avions ainsi qu'à suivre pas à pas l'effort
réactif de la nature, nous contentant, dans quelques cas,
d'ordonner les moyens diététiques habituels et trop
connus pour que nous en parlions. Malheureusement
notre rôle n'a pas été toujours aussi simple, et trop souvent nous nous sommes vu dans l'obligation d'intervenir
d'une manière active.

Dans les deux cas de congestion cérébrale que nous avons
déjà notés, nous avons insisté vainement sur l'applica-

tion de sangsues aux malléoles internes, de cataplasmes chauds émollients aux extrémités, de topiques froids placés d'une manière continue sur le front et la tête, et plus tard de vésicatoires sur les membres : tous ces moyens révulsifs ont complètement échoué. L'état des forces et du pouls, qui est resté toujours dépressible, ne nous a pas permis de recourir à la saignée.

Toutes les fois que nous nous sommes trouvé en présence de cet état complexe formé par l'association de la réaction et de la torpeur, nous n'avons pas hésité à insister sur l'usage modéré des stimulants tant extérieurs qu'intérieurs, l'observation des faits nous ayant démontré qu'il ne fallait pas redouter une réaction trop violente, mais plutôt une adynamie profonde.

Celle-ci, en effet, est devenue fréquemment un sujet d'indication; parfois seule, ordinairement associée à la putridité. Dans le but de relever les forces, de rappeler la tonicité des parties, nous avons persévéré dans l'administration des préparations de quinquina, du camphre, du bouillon. Les vésicatoires, lorsqu'il en existait, étaient pansés avec le cérat camphré, et recouverts de compresses imbibées par une décoction de kina.

En même temps nous insistions sur l'usage des quarts de lavement amylacés, de la décoction blanche avec addition de cachou à la dose de 1 gramme pour un litre de tisane, du diascordium, de 4 à 8 grammes dans les vingt-quatre heures : c'est que, dans ces circonstances graves, le flux diarrhéique devait attirer notre attention et par sa tenacité et par son abondance.

En résumé, nous n'avons eu que fort rarement à diriger une réaction franche et vive : celle-ci a été presque toujours incomplète, difficile à s'établir, irrégulière dans

sa marche, ou mieux encore remplacée par l'état adynamique et putride. Il ne faut donc pas s'étonner si,
excepté dans quelques cas rares, nous n'avons jamais
laissé la nature livrée à ses propres ressources, si nous
avons presque constamment jugé nécessaire l'administration des substances qui seules pouvaient combattre et
faire cesser cette altération profonde des forces et du
système nerveux, fond principal des scènes morbides qui
succédaient à la période d'algidité.

Les plus remarquables exemples de choléra que nous
avons eus sous les yeux à cette époque nous ont appris
que l'infraction aux préceptes hygiéniques et l'abattement moral aidaient puissamment l'action délétère du
principe épidémique.

Nous ne reviendrons pas sur l'influence pernicieuse
des intempéries atmosphériques, du refroidissement,
du genre d'alimentation et de boisson; mais qu'il nous
soit permis de mentionner d'une manière particulière celle
de l'état moral sur le sort des militaires qui ont été
frappés.

Quelques-uns, faisant partie des différentes réserves
appelées sous les drapeaux dans le courant de l'année,
n'avaient qu'un an ou deux à attendre pour être libérés.
Certains de ces derniers s'étaient même mariés, dans la
pensée qu'il ne surviendrait, avant l'expiration de leurs
sept années de service, aucun événement qui dût les
enlever à la vie de famille. Trompés dans leur espoir,
et forcés de se séparer de tout ce qu'ils avaient de plus
cher, ces jeunes gens, de 23 à 25, 26 ans, sont arrivés,
dans leurs corps respectifs, accablés sous le poids
de leurs regrets. Ajoutez maintenant à cela les nécessités
d'un acclimatement dans toute l'acception du mot, et

les travaux excessifs auxquels on a dû les soumettre
en vue des circonstances graves qui préoccupaient avec
juste raison les hommes d'État à cette époque, et vous
vous expliquerez facilement pourquoi l'épidémie a choisi
les militaires de la garnison et surtout le régiment de
dragons, arrivé depuis le mois de Juillet dans notre ville,
et formé presque exclusivement de jeunes soldats venus
du nord de la France.

Une autre circonstance que je dois rappeler, c'est que
plusieurs de nos cholériques n'ont été atteints qu'à la
nouvelle ou à la vue d'un malheur essuyé par leur famille
ou par eux-mêmes. C'est ainsi que le n° 8 de la salle St-
Louis nous raconta que, le matin du jour où il fut pris
du choléra, on lui avait annoncé la mort de sa mère, et
qu'il en avait ressenti une telle impression, que, le soir
même, tous les symptômes de la fatale maladie s'étaient
développés. Le n° 9 de la salle St-Edmond avait été puni
de quinze à vingt jours de prison pour une faute commise
au quartier; il en éprouve un tel chagrin qu'il tombe
malade, et vient mourir à l'hôpital, deux ou trois jours
après, emporté par le redoutable fléau : pendant son
délire, il ne cessait de gourmander son maréchal-des-logis
dont il accusait l'excessive sévérité.

La peur a été encore plusieurs fois un puissant auxiliaire du principe épidémique. Le nommé Guerriot avait
été requis, à deux ou trois reprises, pour transférer à
l'hospice des camarades frappés. Le hasard avait fait que,
chaque fois, le malheureux auquel il avait dû prêter son
ministère avait été déposé dans le même lit et au même
numéro de la salle St-Louis. Préoccupé de cette triste
coïncidence, ce jeune dragon tombe malade à son tour,
et se croit aussitôt perdu. Nous n'avons jamais pu, malgré

tous nos efforts, chasser de son esprit l'idée qu'il devait mourir : quelques jours après, il avait cessé de vivre.

Toute autre passion triste peut être suivie de pareils accidents. Qu'on nous permette de citer à l'appui le fait de ce malheureux concierge d'une maison voisine de l'hospice, qui entre dans nos salles dans les premiers jours de Septembre. Les personnes qui l'accompagnent racontent que, la veille ou l'avant-veille, sa femme est morte du choléra, et que c'est à la suite du violent désespoir dans lequel cette perte brusque et inattendue l'a plongé, que se sont déclarés les premiers symptômes du mal qui l'a emporté vingt-quatre heures plus tard.

Enfin l'idée seule d'être transporté dans une salle réservée aux cholériques, la vue de camarades agonisants ont tellement impressionné plusieurs de nos malades, que leur état, léger d'abord, est devenu tout à coup excessivement grave, et qu'il s'en est suivi un dénouement fatal. Il est inutile d'ajouter que, dans ces diverses circonstances où le moral était profondément frappé, où dominaient ces passions tristes qui ont une action si débilitante et qui tendent à provoquer une perturbation dans les fonctions digestives, nous cherchions à susciter le courage, à ranimer l'espérance en parlant aux malades d'une guérison prochaine, et en leur promettant un retour certain et peu éloigné dans leur famille pour achever de s'y rétablir.

Voici un autre phénomène remarquable qu'ont signalé beaucoup d'observateurs, et que nous avons eu nous-même l'occasion de noter. La garnison n'a pas été également maltraitée ; nous devons en dire autant de notre cité. Le fléau, ainsi que nous l'avons déjà consigné dans ce compte-rendu, a sévi principalement sur certains points de la ville, les faubourgs surtout, et l'abattoir dont une partie constitue la caserne de la cavalerie. Là, le mal s'est même parfois concentré dans quelques maisons, dans une chambrée. Ainsi, au faubourg de Nimes, plusieurs membres de la même famille ont été successivement ou en même temps atteints ; le concierge, dont nous avons déjà parlé, a été frappé après sa femme ; dans une famille composée de quatre personnes, nous avons eu la douleur d'en voir succomber trois en moins de trente-six heures. Les dragons avaient une répugnance invincible à coucher dans une de leurs chambrées, et aimaient mieux, la nuit, descendre et dormir sous les hangars, et cela parce qu'ils avaient vu nombre de leurs camarades de dortoir devenir successivement la proie de la terrible épidémie. Enfin, dans moins de vingt-quatre heures, cinq cas de choléra se sont brusquement déclarés chez des malades couchés dans la salle Notre-Dame.

Comment expliquer cette prédilection marquée de la cause morbifique ? Pourquoi agit-elle avec tant de violence sur une maison, et laisse-t-elle intacte la maison voisine ? D'où vient qu'elle fait de nombreuses victimes dans telle chambrée, et qu'elle ne touche pas à telle autre ? Il ne nous est pas permis d'invoquer la direction des vents, puisque ce n'est pas toujours le même côté des faubourgs, par exemple, qui est envahi, puisque le fléau porte ses coups tantôt ici, tantôt là, mais toujours d'une manière irrégulière.

Pourrait-on accuser le mode de propagation par voie de contagion ? Mais lorsque la contagion existe réellement, il est facile d'en suivre la marche, de remonter de chaînon en chaînon jusqu'au premier individu qui a été attaqué. Or, rien de pareil ne s'est offert dans le cours du fléau

épidémique : il a exercé ses ravages par ci , par là, par
sauts , par bonds, sans qu'on ait pu reconnaître le
moindre rapprochement des derniers individus affectés
avec les premiers, sans qu'il ait été possible d'invoquer
le contact soit médiat, soit immédiat, sans même qu'il
ait été permis de saisir l'intervention réelle et directe
d'un principe virulent répandu dans l'atmosphère am-
biante, comme cela a lieu trop souvent pour la propagation de la variole.

Nous n'avons pas pour cela la prétention d'affirmer
que, dans aucun cas, le mode contagieux ne peut surgir
tout à coup et devenir un auxiliaire puissant de la propagation de ce fléau destructeur ; tout ce que nous voulons
faire voir, c'est qu'il n'a pas existé, durant l'épidémie
qui nous a désolés, pas plus à Montpellier que dans les
cités voisines qui en ont reçu les atteintes.

Si des familles entières ont été frappées et même anéanties,
c'est qu'elles se sont trouvées dans les conditions propres
à favoriser l'explosion du choléra ; c'est qu'en outre,
pour certains membres, les veilles continues qui leur
ont été imposées par les soins à donner à leurs proches
les ont profondément débilités; c'est que, pour le plus
grand nombre, la peur, la crainte ridicule de prendre le
mal qu'avaient leur père, leur fils, leur parent, en un
mot toutes les passions tristes qui se développent en
pareille occurrence, ont disposé fâcheusement leur système vivant à concevoir et à réaliser ce mode morbide
insolite et si grave.

Le souvenir de faits déplorables, honteux même pour
l'humanité, qui se sont passés en partie sous nos yeux,
et dans une foule de localités où l'on a vu les parents
abandonner les parents, de peur d'être saisis eux-mêmes

par le fléau, nous fait surtout insister sur ce point de
notre travail. Non, la contagion n'est pas intervenue, ou
du moins elle est restée sans influence pour la propagation du choléra ; oui, les populations se doivent secours
mutuels, assistance réciproque et courageuse : qu'elles
soient bien pénétrées de cette vérité qu'il n'y a rien de
contagieux à redouter, et que c'est plutôt en réagissant
moralement, en conservant toute la sérénité de l'âme,
tout le courage dont elles sont capables, qu'elles pourront
se mettre à l'abri des atteintes du choléra.

Quant au mode de traitement que nous avons suivi,
nous l'avons autant que possible mis en harmonie avec
le caractère dominant des manifestations morbides ; nous
ne devons pas oublier, en effet, que nous avons à constater ici deux ordres de phénomènes parfaitement
distincts : les uns cachés, que l'analyse clinique ne nous
a pas encore dévoilés, mais qui n'en sont pas moins réels
bien qu'ils nous soient encore inconnus ; les autres ap-
parents, évidents. En d'autres termes, il y a d'abord
une modification primitive, profonde, générale de notre
système vivant, qui suscite ensuite les diverses scènes
pathologiques dont nous sommes les témoins. Or, est-il
en notre pouvoir d'attaquer directement cette lésion
primitive des forces et de nos organes ? Avons-nous des
agents thérapeutiques qui puissent être à bon droit con-
sidérés comme des spécifiques du choléra ?

La diversité, le nombre presque infini des moyens
successivement prônés et employés provoque déjà une
réponse négative. Comment faire concorder la manière
de voir de ceux qui plongent le malade dans un bain
chaud et stimulant, et de ceux qui le placent dans l'eau
froide, presque à la glace ? Devra-t-on s'adresser de pré-

férence aux évacuants par les voies supérieures, ou au sulfate de quinine à haute dose, suivant qu'on croira avoir à combattre un embarras des voies digestives ou bien une espèce de fièvre miasmatique, pareille à une fièvre pernicieuse, comme l'ont voulu Curtis, Coster, Billing, etc. ? Qui croirons-nous de ceux qui vantent les succès des boissons stimulantes et alcooliques, ou de ceux qui veulent qu'on adopte exclusivement l'usage des narcotiques ? Devrons-nous adopter le sulfate de strychnine comme une panacée à peu près sûre et universelle, alors que cette substance énergique a été si souvent infidèle entre les mains de la plupart des expérimentateurs autres que l'ardent promoteur de cet agent thérapeutique? Que préférerons-nous...........? Mais à quoi bon rappeler tant de remèdes essayés et vantés, qui nous montrent, hélas ! l'insuffisance de notre art, et trop souvent la sottise d'hommes systématiques.

Loin de nous pourtant la pensée de rejeter les travaux entrepris dans le but de parvenir à dévoiler la nature du choléra épidémique, et par suite à faire cesser les incertitudes, les oppositions qui se trahissent à chaque instant pour l'explication des manifestations morbides de ce fléau, et pour l'adoption d'un agent thérapeutique efficace ! Nous devons, au contraire, encourager des essais, même infructueux, mais dirigés par un jugement sain, par une analyse clinique sagement faite. N'est-ce pas là le véritable moyen d'adopter un plan de conduite régulier et en même temps variable suivant les circonstances, suivant les localités, suivant les individus atteints? car tous les points d'un pays, pas plus que ses habitants, ne peuvent se ressembler, et, par suite, les préceptes d'hygiène et de thérapeutique ne peuvent

être utiles qu'en se trouvant en harmonie avec les divers
lieux et les individus qui y vivent. Il y a plus, il n'en
est pas d'un mode morbide épidémique comme d'une
maladie ordinaire, vulgaire, parfaitement connue : dans
ce dernier cas, l'homme de l'art qui possède réellement
le tact médical, peut presque prévoir, annoncer la manière dont on verra se développer, se succéder la série
des actes pathologiques, indiquer, par suite, les divers
moyens qui devront être tour à tour employés, et les
harmoniser avec la nature du mal, ses complications et
les conditions spéciales du sujet. Dans le premier cas,
au contraire, le praticien est en présence d'un fait morbide insolite qui, sans cesser d'être le même, se trans-
forme pour ainsi dire d'une contrée à une autre, d'une
époque à une autre. Ce qui nous explique pourquoi tel
agent thérapeutique qui avait réussi un certain temps,
échoue plus tard complètement; comme aussi le fait
seul de cet état insolite, inconnu, nous rend compte de
nos insuccès, de nos pertes, au point d'avouer que c'est
surtout dans des cas pareils que la nature seule fait
presque toujours les frais de la guérison.

Et pourtant y a-t-il là un motif de découragement et
d'abandon ? La science et l'art ne peuvent-ils rien contre
ce fléau destructeur ? Nous savons tous qu'une sage
application des règles de l'hygiène est susceptible, non
pas sans doute de prévenir toujours l'explosion du mal,
mais de le réduire, de le rendre moins général, moins
répandu, comme aussi d'en atténuer fort souvent les
atteintes cruelles. C'est là déjà un motif légitime de satisfaction qui grandit encore, lorsqu'en présence de la
maladie confirmée, le praticien, employant l'analyse
clinique, n'adopte pas d'une manière exclusive et empi-

rique tel mode de traitement, tel remède, mais reconnaît
que les indications , comme les moyens, sont diversifiés
en vue du cas individuel qui se présente à son observation.

Dans les derniers jours de Septembre , alors que l'épidémie, sur son déclin, touchait enfin à son terme , ap-
parurent des cas de jaunisse, assez rares d'abord, bientôt
très-nombreux. Les militaires de la garnison, du camp
du Midi et d'Aniane en furent également atteints ; les
civils n'en furent pas exempts, et notre pratique particulière nous en offrit plusieurs exemples. A cette époque ,
les fortes chaleurs avaient disparu ; à leur place régnait
cette température douce qui rend l'automne si agréable
dans nos contrées.

L'ictère ne s'est jamais développé d'emblée; il a été
toujours précédé par un ensemble de symptômes sur
lesquels nous désirons appeler l'attention du lecteur.

C'était d'abord un état général de malaise avec inappétence, amertume de la bouche, nausées. Dès le troisième
ou le quatrième jour, les malades se plaignaient d'une
douleur à l'épigastre, s'irradiant du côté de l'hypocondre
droit, augmentant par la pression , continue, faible quelquefois, le plus souvent vive, très-vive même. Le foie ne
paraissait nullement augmenté de volume. En même temps
la langue était rouge, excepté dans le milieu où la rougeur
était cachée par un enduit jaunâtre; la soif était intense ,
et les vomissements assez répétés chez quelques malades·
enfin il y avait tantôt constipation , tantôt diarrhée.
Le plus souvent l'explosion de ces derniers symptômes
s'accompagnait de réaction fébrile , et d'une teinte jaune
qui, circonscrite et légère, ne tardait pas à devenir générale et très-prononcée : dès ce moment, le trouble de

l'appareil gastro-hépatique cessait, la fièvre disparaissait aussi; il ne restait que la jaunisse qui s'effaçait entièrement après une durée d'une quinzaine de jours. Du reste, avec la manifestation complète de la teinte ictérique, l'appétit renaissait, et nos jeunes militaires se considéraient déjà comme guéris.

Plusieurs malades, avons-nous dit, étaient en proie à des vomissements qui se sont parfois accompagnés de diarrhée. Ainsi le nommé Fons, soldat au 5e léger, indisposé depuis une quinzaine de jours, c'est-à-dire depuis qu'il est de retour de Bédarieux, où sévissait le choléra, se plaint de douleurs vives à l'épigastre, avec nausées, vomissements de matières bilieuses, et flux diarrhéique assez abondant et jaunâtre : les sangsues au creux de l'estomac, les tisanes et les quarts de lavements émollients calment cet état d'irritation, et, trois jours après son entrée, ce militaire devient tout jaune.

Ce qui nous frappe chez le n° 28 de la salle St-Gabriel, ce sont les douleurs à l'épigastre et à l'hypocondre droit, les vomissements opiniâtres et abondants, avec une réaction fébrile intense; la chaleur de la peau est sèche, âcre; le pouls bat près de 100 pulsations à la minute; le malade est dans un état d'agitation extrême; les sangsues sont appliquées en grand nombre sur la région malade. Nous prescrivons en même temps la limonade froide, l'application de larges cataplasmes laudanisés, et des pilules de calomel et d'opium, que le malade prend une à une toutes les quatre heures. La teinte ictérique commence à se manifester au troisième jour; elle est générale au quatrième, et, dès ce moment, tout ce trouble s'apaise.

Les billets de quelques militaires, évacués du camp

du Midi, portaient qu'il étaient atteints d'embarras intestinal avec céphalalgie sympathique. En effet, soumis à notre observation, ils accusaient des douleurs de tête, de l'inappétence; ils avaient la bouche pâteuse, la langue sale surtout à sa base; le ventre paraissait plus volumineux, comme empâté au pourtour de l'ombilic. Un purgatif, administré sur-le-champ, les débarrassait vite; mais deux, trois jours après, se déclarait la jaunisse, qui n'était alors ni précédée ni accompagnée de douleurs épigastriques.

Dans quelques cas, l'ictère est survenu chez des hommes atteints déjà de fièvre intermittente, mais non pas toujours dans les mêmes conditions. Plusieurs d'entre eux, affectés de l'état effluvien à type soit quotidien, soit quarte, n'avaient point revu leurs accès depuis quinze, vingt jours, lorsque se présentait le trouble fonctionnel de l'appareil gastro-hépatique, et, bientôt après, la jaunisse. Chez d'autres, c'était durant le cours de l'affection paludéenne que nous voyions se produire cette dernière maladie; mais alors les symptômes qui trahissaient l'existence d'une irritation de l'estomac et du foie, étaient plus prononcés, et nous ont offert des moments d'exacerbation à chaque retour du paroxysme.

Enfin, nous n'avons noté, chez plusieurs malades, que la teinte jaune des sclérotiques, et un peu de la face; le reste du corps n'en portant pas la plus légère trace; néanmoins la douleur vive et tenace de la région du foie indiquait l'existence d'une irritation hépatique.

Du reste, que la maladie dont nous parlons fût simple ou liée à d'autres états morbides, elle n'a jamais donné de graves inquiétudes; elle s'est toujours terminée d'une manière heureuse, sans laisser aucun désordre, soit anatomique, soit fonctionnel.

Le mode d'évolution du mal, l'ensemble des symptômes, nous ont toujours permis de déterminer la nature de nos indications et le remède à prescrire. Pour calmer l'irritation de l'organe sécréteur de la bile et de l'estomac, il nous a suffi d'avoir recours à l'application de sangsues *loco dolenti*, aux tisanes émollientes, à une diète sévère les premiers jours : plusieurs fois, nous avons dû répéter l'application des sangsues, et donner en même temps le calomel associé à l'opium. Dans les cas où dominait l'embarras intestinal, nous l'avons combattu par les purgatifs, sauf à insister ensuite sur l'usage des émollients pour faire cesser l'irritation de l'appareil gastro-hépatique. Enfin, l'emploi du sulfate de quinine, en attaquant avantageusement le mode morbide effluvien et ses paroxysmes, a été utile encore contre l'ictère qui tendait à se manifester; nous prévenions ainsi le retour de ces fluxions et congestions qui se forment trop souvent du côté du foie durant le premier stade de l'accès.

L'ictère que nous venons d'étudier est, sans nul doute, symptomatique d'une lésion morbide survenue dans l'appareil gastro-hépatique ; le mode d'évolution de la maladie, l'ensemble des symptômes, leur enchaînement, leur succession le démontrent aisément : ainsi l'ictère n'est ici qu'un effet. Quant à la scène morbide qui s'est si souvent développée sous nos yeux, elle indique l'existence d'une irritation plus ou moins violente du foie et de l'estomac : si la manifestation pathologique était insuffisante pour la démonstration de la réalité de ce phénomène, le mode de traitement employé avec succès en donnerait la conviction. Le lecteur a pu voir, en effet, qu'il nous a suffi, pour rétablir le calme, de l'usage des émollients et de l'application des sangsues ; quelquefois même l'irritation a nécessité plusieurs émissions sanguines locales.

Quelles sont les causes qui ont provoqué la préparation et le développement de la maladie qui nous occupe? Sans doute, les chaleurs intenses de l'été, par leur persistance, par leur prédominance trop souvent exagérée, modifient fréquemment d'une manière fâcheuse, l'appareil digestif et ses annexes indispensables, au point de faire éclore des maladies abdominales plus ou moins graves, soit embarras gastrique et intestinal, soit diarrhée et dysenterie, soit des lésions profondes de l'appareil biliaire. Mais l'été de l'an 1854 ne nous a offert aucune exagération dans ses caractères météorologiques : il y a plus, cet été était sur son déclin et commençait déjà à s'effacer, lorsque l'ictère s'est produit. Nous ne pensons donc pas que cette maladie puisse être attribuée à la constitution atmosphérique régnante, puisqu'elle ne s'est montrée pour la première fois que dans les derniers jours de Septembre, et s'est maintenue jusqu'en Novembre.

Devons-nous accuser la fièvre intermittente? Nullement, bien que plusieurs jeunes gens aient été en proie en même temps à des accès et à la jaunisse. Loin de nous la pensée de nier l'influence de l'affection effluvienne sur le foie et ses engorgements ! nous reconnaissons même volontiers l'action de la période nerveuse avec son mouvement de concentration sur l'appareil hépatique, dont l'irritation, dont la fluxion sont ainsi nécessairement augmentées ; mais tout se borne là ! Dans ces cas, il y avait deux maladies distinctes, indépendantes l'une de l'autre, mais qu'il fallait se hâter de détruire, car, par le fait de leur persistance, elles auraient pu s'aggraver mutuellement et devenir plus rebelles à nos agents thérapeutiques.

Il est bon de rappeler que c'est durant la période de déclin du choléra épidémique qu'ont apparu les premiers cas d'ictère : il y a plus, nous avions déjà noté un cas d'ictère qui s'était manifesté chez un convalescent de ce fléau (le no 66 de la salle St-Joseph). En outre, la jaunisse a atteint des jeunes gens dont quelques camarades avaient été victimes de l'épidémie, et qui avaient vécu avec eux et subi les mêmes modifications. Le capitaine de la petite garnison d'Aniane, souffrant lui-même de la maladie dont il s'agit, nous disait qu'un grand nombre de militaires de sa compagnie, qui avaient échappé au choléra, avaient été ensuite frappés d'ictère. A Montpellier, au camp du Midi, nous avons pu faire la même observation. Rappellerons-nous ce jeune soldat qui, après avoir passé quelque temps à Bédarieux où le fléau sévissait, éprouva tous les symptômes de l'affection ictérique?

Il doit donc rester démontré que ces ictères se sont développés sous l'influence affaiblie du principe morbifique épidémique ; et cette conséquence nous paraît d'autant plus rigoureuse que tout le monde connaît combien l'action d'une pareille cause se fait sentir sur le tube digestif et ses annexes, et que c'est surtout de ce côté que s'observent ordinairement les lésions vitales et matérielles les plus graves.

Déjà, dans nos études sur le choléra, nous avons mentionné l'adynamie et la putridité dont furent atteints

plusieurs jeunes gens qui n'échappèrent à l'état algide
que pour être victimes de ce nouveau mode morbide.
Mais alors le fléau épidémique avait altéré si profondément les forces de la vie et les principaux appareils orga-
niques, le système nerveux surtout, que l'existence
d'une faiblesse radicale avec symptômes putrides s'ex-
pliquait tout naturellement. Ce n'est donc pas à ce même
point de vue que nous revenons sur cette question clinique ; nous allons nous occuper de l'adynamie et de la
putridité comme faits morbides primitifs.

Bon nombre de jeunes militaires en ont été affectés
d'emblée : dès leur entrée dans l'hôpital, ils étaient dans
un état d'affaiblissement extrême ; couchés sur le dos,
les bras pendant sur les côtés du tronc, les membres
inférieurs écartés et dans la demi-flexion, immobiles,
ils répondaient pourtant à toutes les questions qui leur
étaient adressées. Aucun appareil d'organes, aucune
fonction importante ne paraissaient lésés ; la tête était
libre, la figure naturelle, mais abattue ; la respiration
facile, mais s'exécutant avec lenteur ; la circulation
remarquable aussi par la lenteur de ses mouvements.
L'artère radiale ne donnait que 40 à 45 pulsations par
minute ; au toucher, la chaleur paraissait plutôt abaissée
qu'augmentée ; la langue, humide dans le principe, ne
tardait pas à être sèche et à devenir noirâtre. Il n'y avait
ni soif, ni désir d'aliments. Le ventre, souple d'abord,
se météorisait assez vite ; il n'était jamais douloureux à
la pression.

Cet ensemble de symptômes caractéristiques persistait
plusieurs jours de suite, trois, quatre, toujours les
mêmes, toujours aussi intenses ; souvent, dès le quatrième
jour, ils tendaient à diminuer insensiblement : alors

nous voyions la circulation, la respiration reprendre
leur rhythme normal, la chaleur se rétablir, et les malades recouvrer leurs mouvements naturels et pouvoir
rester couchés sur les côtés; en un mot, la faiblesse
radicale s'effaçait et les forces commençaient à renaître.

D'autres fois, cette résolution des forces, avec atonie
des tissus, se trouvait associée à un état putride que
dénotaient aisément des hémorrhagies passives qui s'opé-
raient le plus souvent par la muqueuse nasale et buccale, et dont le sang était diffluent; par des plaques
gangréneuses qui se manifestaient sur les divers points
où reposait le corps des malades; par une fièvre lente
avec exacerbations nocturnes, qu'on retrouve dans tous
les cas d'infection putride. Les vésicatoires, lorsqu'il en
existait, prenaient de bonne heure un mauvais aspect,
présentaient des ulcérations grisâtres, profondes, avec
écoulement putride, qui les rapprochaient de la pourriture
d'hôpital. Nous rappellerons à ce propos le cas de ce militaire qui nous fut envoyé du service chirurgical où il était
entré pour une plaie à la jambe gauche, suite d'un coup
de pied de cheval: ce jeune homme était atteint d'ictère,
mais surtout se trouvait plongé dans une adynamie profonde. Presque aussitôt, la plaie changea d'aspect; elle
prit tous les caractères de la pourriture d'hôpital, dite
ulcéreuse, qui céda à des applications topiques de poudre
de quinquina, de camphre, de charbon, humectée avec
un peu d'essence de térébenthine.

D'autres malades étaient en proie à un mode morbide
complexe formé par l'association de l'adynamie et de
l'ataxie. La maladie se présentait d'abord avec les signes
adynamiques déjà étudiés, auxquels s'alliaient bientôt
ceux de l'état ataxique. Le no 17 de la salle St-Gabriel

entre dans notre service le 12 Octobre 1854 ; d'une bonne
constitution, d'un tempérament lymphatico-sanguin, âgé
de 23 ans, il est tombé malade depuis deux jours. A nos
questions il répond que rien ne lui fait mal, mais qu'il
se sent affaissé, incapable de se traîner. L'examen minu-
tieux de ses appareils d'organes, des principales fonctions
ne fait reconnaître aucune lésion, aucun trouble notable :
le pouls est d'une lenteur désespérante ; il ne donne que
trente-cinq pulsations ; la chaleur est presque normale,
la langue naturelle ; il n'éprouve aucun désir, paraît
indifférent à tout ce qui l'entoure, et répond exactement
à nos diverses questions.

Cet état persiste jusqu'au 14 ; mais, ce jour-là, nous
reconnaissons un peu d'incohérence dans les idées ; à
cette incohérence succède le délire avec agitation ; en
même temps la langue est sèche, le pouls devient fréquent, mais est très-dépressible : cet état d'agitation et
d'insomnie dure cinq jours, et disparaît enfin sous
l'influence du traitement suivi. Dans le principe, nous
avions prescrit seulement les préparations de quinquina ;
plus tard, ces préparations furent associées à la teinture
de musc et au camphre.

Assez souvent, encore, nous avons observé des fièvres
typhoïdes avec état adynamique ; leur étude fera l'objet
de l'article suivant.

Enfin nous nous sommes trouvé parfois en présence
de maladies d'organes qui se rattachaient essentiellement
à ce dernier mode morbide ; entre autres organes principalement affectés, nous devons citer les poumons et leur
enveloppe séreuse : dans ce dernier cas, les signes caractéristiques de la lésion morbide désignée vulgairement
sous le nom de pleuropneumonie étaient manifestes ; il
nous suffira de donner l'observation suivante.

Le n° 10, salle St-Gabriel, jeune soldat, âgé de 23 ans, d'une assez bonne constitution, d'un tempérament lymphatique, entre dans nos salles, le 12 Octobre : il se plaint d'une douleur vive et continue dans le côté gauche de la poitrine, qu'augmentent la toux et le mouvement respiratoire, de gêne de la respiration, de toux qui provoque l'expectoration de crachats rouillés formés par un peu de sang mêlé à une assez grande quantité de matière muqueuse ; la percussion dévoile une diminution de sonorité dans la moitié inférieure gauche du thorax, et l'oreille perçoit du râle crépitant, avec diminution du bruit respiratoire.

Ce jeune homme est abattu, affaissé ; son pouls est très-lent et dépressible, la température de sa peau peu élevée ; ses yeux sont ternes, ses mouvements paresseux ; son décubitus est dorsal, sa voix affaiblie, sa langue un peu sèche, le ventre souple ; enfin le malade n'éprouve aucun désir, soit d'aliments, soit de boissons.

Ce militaire avait joui d'une bonne santé jusqu'à l'époque où il est arrivé à son régiment ; un mois après son incorporation, il a éprouvé du malaise, de la lassitude, de l'inappétence, et il a senti, dit-il, ses forces décliner d'une manière sensible.

Que faire en présence de cet état morbide grave ? Fallait-il s'occuper surtout de la lésion pulmonaire ? Convenait-il, au contraire, de s'adresser à l'ensemble des forces du système vivant ? Nous prîmes ce dernier parti, jugeant indispensable et urgent de provoquer le réveil de la résistance vitale en relevant, ranimant les forces affaiblies ; voilà pourquoi nous insistâmes sur l'usage de l'infusion suivante donnée par cuillerées, de deux en deux heures :

Véhicule	120 grammes.
Ipécacuanha concassé..	1 —
Écorce de quinquina....	8 —
Sirop de kina	30 —

Cette infusion fut continuée durant cinq jours ; dès le troisième jour, l'état de la poitrine s'améliora, les crachats changèrent d'aspect et devinrent blancs, la gêne de la respiration disparut ; au râle crépitant commença à succéder le murmure vésiculaire ; en même temps le pouls se releva, la chaleur devint plus normale, en un mot le système vivant tendit à se défaire de cette prostration des forces dans laquelle il était tombé.

Néanmoins la faiblesse, encore assez considérable les jours suivants, nécessita l'emploi d'une décoction de kina coupée avec le lait, du vin, du bouillon. Enfin, le 24 Octobre, ce jeune militaire put prendre un peu de nourriture : dès ce moment, l'amélioration fit des progrès rapides ; seulement la convalescence, parfaitement établie d'ailleurs, fut assez longue, puisque le malade ne put être renvoyé que fin Novembre.

Le succès a pleinement justifié notre conduite médicale : reste à savoir si, dans ce cas, la théorie a été d'accord avec la pratique ; nous étions en présence d'une pleuropneumonie parfaitement dessinée ; rien n'y manquait, pas même les symptômes fournis par la percussion et l'auscultation. Mais devions-nous arrêter notre observation clinique à cette étude superficielle et purement symptomatique ? Nous suffisait-il de préciser le siége du mal ? Cette connaissance nous conduisait-elle à la détermination de la nature de ce mal, et, par suite, des indications réelles à remplir ? Pour répondre à ces diverses questions, il est bon de suivre la filiation, la succession des phénomènes, leur rapport de cause à effet.

Or, si de l'état local nous nous élevons à la contemplation de l'état général, nous retrouvons nécessairement l'existence, la prédominance absolue du mode morbide adynamique; celui-ci ne nous est pas seulement dévoilé par un ensemble de symptômes caractéristiques, mais encore par la connaissance des antécédents mentionnés ci-dessus : en effet, l'affaiblissement a été progressif ; il a été la conséquence inévitable des travaux auxquels s'est trouvé brusquement soumis ce jeune militaire, comme tous ses camarades d'ailleurs; à cet affaiblissement a succédé enfin cette faiblesse radicale qui a constitué le fond de son affection morbide.

Maintenant, sous l'influence seule, ou aidée par une cause provocatrice quelconque, de cet état adynamique, s'est formé un engouement considérable du côté de l'appareil respiratoire, caractérisé par un ensemble de symptômes désigné trop facilement sous le nom de pleuropneumonie. En effet, si, comme nous le pensons, et nous cherchons à le démontrer, cette lésion pulmonaire est complètement sous la dépendance de l'adynamie, il est impossible de faire jouer un rôle véritable à l'inflammation : celle-ci n'existe pas; il y a congestion du côté du poumon gauche, et pas davantage. Sans doute il peut exister des pneumonies franches dans lesquelles la phlogose se trouve au premier rang, et qui malheureusement peuvent se compliquer d'adynamie; mais ce n'est pas là le cas qui nous occupe. Ici le fond unique de la maladie est l'état adynamique; l'engouement pulmonaire n'en est qu'un effet.

D'ailleurs, le mode de traitement suivi ne met-il pas

hors de doute la nature réelle du mal ? Pense-t-on que
les préparations de quinquina et d'ipécacuanha eussent
pu triompher d'une inflammation franche du parenchyme
pulmonaire ? Ne voit-on pas, au contraire, que de pareils
médicaments en auraient nécessairement augmenté l'intensité ? or, ils n'ont réussi qu'en s'adressant d'abord
à l'ensemble des forces de l'économie, en les relevant et
facilitant ainsi la résolution de l'engouement pulmonaire.
Les émissions sanguines, les émollients auraient cer-
tainement augmenté l'état de faiblesse, partant contribué
au maintien, à l'extension de la congestion du poumon,
et par suite hâté un dénouement funeste. Enfin, si, dans
ce cas, il nous a paru suffisant de nous adresser au système vivant en entier, et non à une de ses parties, ce
n'est pas à dire pour cela que nous n'attachions aucune
importance à la détermination du siége du mal, et aux
indications qui en découlent; nous comprenons fort bien
que, dans d'autres circonstances, l'emploi de moyens
locaux soit d'un grand secours et un auxiliaire puissant. C'est ainsi que quelques sangsues appliquées sur
le point malade sont souvent fort utiles pour provoquer
une dérivation salutaire; mais, en présence d'un état
profond d'adynamie, il était à craindre qu'une évacuation sanguine même légère n'augmentât encore la faiblesse radicale. Dans les temps ordinaires, nous aurions
eu recours aux vésicatoires que nous n'osions plus
appliquer à cette époque, à cause des points d'ulcération
et de grangrène qui s'y développaient aussitôt.

Durant notre séjour dans les hôpitaux, comme dans
notre pratique, nous avions observé de loin en loin quelques cas d'adynamie ; mais nous ne l'avions jamais ren-
contrée sur un aussi bon nombre de malades à la fois.

Pendant ce quadrimestre, en effet, l'état adynamique seul ou associé à d'autres modes morbides, surtout à la putridité, s'est montré assez fréquemment dans nos salles, pour nous permettre d'en faire une étude spéciale. C'est qu'aussi les jeunes conscrits, à peine arrivés sous les drapeaux, se sont trouvés sous l'influence de circonstances propres à provoquer, de la part du système vivant, la réalisation de cette affection morbide grave.

Sans doute c'étaient de jeunes gens, tous dans la force de l'âge, et par suite devant posséder la plus grande somme de résistance vitale; mais cette force de résistance s'est affaiblie nécessairement de plus en plus, sous l'action continue, persistante de causes débilitantes : celles-ci, déjà mentionnées, ont été de deux ordres; nous avons eu, d'une part, les affections tristes de l'âme, le regret, pour beaucoup, d'avoir quitté leur pays, leurs amis, leurs parents, l'isolement réel dans lequel ils se sont d'abord trouvés en ne rencontrant au corps que des personnes étrangères et trop souvent indifférentes ; l'ennui qui résulte de leur nouvelle position, le dégoût qui s'empare trop fréquemment du jeune soldat, tout autant de conditions propres à porter le trouble dans l'économie, à en provoquer la débilitation ; d'autre part, l'affaiblissement devait être le résultat inévitable de leurs travaux journaliers et prolongés, de l'usage des fruits de mauvaise qualité, de l'eau; tout autant de circonstances qui, jointes aux chaleurs de l'été, tendent fatalement à amener une débilité profonde. Ne sont-ce pas là de nombreuses conditions propres à détériorer les forces, et, par suite, à susciter l'évolution de l'état adynamique ? Ne pouvons-nous pas aller plus loin encore, et reconnaître que ces causes n'ont pas été étrangères au développe-

ment de la putridité qui s'est si souvent associée à l'adynamie ?

Il n'y a donc pas lieu de s'étonner si ces deux modes
morbides se sont montrés si fréquemment dans nos salles,
alors surtout que le système vivant était encore sous
l'influence du principe épidémique.

Du reste, la notion de ces conditions pathogénétiques,
jointe à l'appréciation exacte des symptômes, à la marche
du mal, nous a toujours permis d'en constater assez
facilement la nature. En effet, le mode adynamique seul
se caractérise par une atteinte profonde et primitive
portée aux forces de la vie, par une faiblesse radicale de
tout le système vivant qui se trahit d'ailleurs, aux yeux
de l'observateur, par l'affaiblissement réel dans le jeu
des principaux appareils et des grandes fonctions de
calorification, de circulation, de motilité, de sensibilité
même. En outre, les caractères principaux de l'adynamie
nous expliquent en grande partie son association si fréquente avec la putridité ; car la force de plasticité, de
cohésion, d'assimilation a perdu toute son énergie et
tend de plus en plus à s'anéantir : aussi rien de surprenant
que, par le fait de l'atonie des tissus et de la disparition
plus ou moins rapide de cette force, les organes offrent
une si grande tendance à la décomposition, à la mortification. Ces diverses circonstances et la malignité qui
caractérisait la constitution médicale de l'époque nous
expliquent suffisamment pourquoi il s'est si souvent développé des plaques gangréneuses sur diverses parties du
corps ; pourquoi, à un moment donné, tous les vésicatoires, toutes les plaies nous ont offert des points d'ulcération et de mortification ; pourquoi, enfin, il s'est manifesté en même temps des stomatites ulcéreuses.

Une remarque à faire et qui ressort d'ailleurs de la description rapide que nous avons donnée de l'état adynamique et putride tels que nous les avons observés, c'est que les phénomènes morbides qui, pour tous les praticiens, permettent d'admettre l'existence d'un mouvement fébrile, ont fait constamment défaut toutes les fois que l'adynamie s'est montrée seule; tandis qu'au contraire, ils se sont manifestés après le développement de la putridité. Dans ce dernier cas, le pouls ne s'est accéléré, n'a pris de la fréquence, la chaleur de la peau ne s'est élevée qu'après l'apparition des plaques gangréneuses, des ulcérations soit de la muqueuse buccale, soit des vésicatoires.

D'où il suit qu'à nos yeux l'état adynamique ne peut être rangé au nombre des affections morbides fébriles, que c'est à tort qu'il a été désigné et étudié sous le nom de fièvre adynamique. A plus forte raison repousserons-nous la manière de voir de certains nosographes qui considèrent l'état adynamique et putride comme un seul et même mode morbide constituant un ordre particulier fébrile connu sous le nom de *fièvres dites putrides ou adynamiques.* L'analyse clinique, du reste, tout en nous démontrant leur existence isolée et distincte, nous apprend que trop souvent le premier de ces états entraîne le développement du second, comme aussi l'affection putride s'accompagne nécessairement des principaux caractères de l'adynamie; mais cette association si fréquente n'empêche pas leur existence isolée.

Quant au mouvement fébrile qui s'est développé à l'occasion de la manifestation putride, nous le considérons comme secondaire et non primitif : c'est une fièvre hectique de résorption qui a diminué et cessé avec la diminution, la disparition des ulcérations survenues à la peau et aux muqueuses; qui s'est aggravée, au contraire, toutes les fois que le travail ulcératif a continué à faire des progrès, comme cela a eu lieu dans plusieurs cas.

Nous avons parlé encore d'adynamie avec ataxie. Il y avait, dans ce cas, un mélange d'excitation et de faiblesse, de spasme et d'atonie; mais la surexcitation qui se déclarait alors, et qui s'accompagnait de fréquence du pouls, d'agitation, de délire, ne nous faisait pas perdre de vue l'élément morbide primitif et dominant, et, par suite, la nature réelle du mal. Nous ne nous faisions pas illusion sur le caractère particulier de cette surexcitation passagère, sachant fort bien qu'elle ne dépendait que d'une lésion des forces agissantes.

L'appréciation exacte de la nature du mal nous a permis d'établir les bases d'un traitement rationnel; dans tous les cas, nous avons dû nous occuper en première ligne de l'état des forces, afin de les relever : c'est dans ce but que nous nous sommes adressé aux toniques, surtout aux préparations de quinquina, prescrites à l'intérieur et à l'extérieur. D'une part, des frictions étaient pratiquées, à la face interne des membres, avec la teinture de kina camphrée; d'autre part, nous insistions sur l'usage d'une décoction de quinquina; en même temps les malades prenaient des bouillons gras, et du vin.

L'état adynamique simple était avantageusement combattu à l'aide de ces divers toniques; peu à peu le pouls se relevait, la chaleur se ranimait, et le malade reprenait de l'énergie vitale : néanmoins les forces ne se rétablissaient que d'une manière lente, et souvent la convalescence durait plus d'un mois.

On comprend aisément qu'aux préparations de quinquina nous avions soin d'associer le musc, le camphre, dès que l'ataxie se mêlait de la partie; nous insistions pourtant, dans ces circonstances, sur l'usage des toniques, bien convaincu que le retour des forces était suffisant pour faire cesser l'ataxie.

C'était encore à ces derniers médicaments que nous donnions la préférence lorsque la putridité se mêlait de la partie; la décoction de quinquina était édulcorée avec le sirop de ratanhia lorsqu'il existait des hémorrhagies passives. Dans les premiers temps, alors que l'adynamie seule existait, nous prescrivions l'application de vésicatoires aux membres; bientôt nous dûmes en cesser l'emploi, toute la surface vésicante se couvrant aussitôt d'ulcérations de mauvaise nature. Malgré cette abstention forcée, nous eûmes à soigner bon nombre de plaies à caractère putride, provenant de la chute des plaques gangréneuses, des topiques vésicants déjà appliqués, de lésion traumatique enfin. Ce qui nous réussit le mieux alors, ce fut l'application locale de compresses trempées dans une décoction de quinquina, et parfois d'une poudre composée de charbon, de quinquina, de camphre, humectée avec un peu d'essence de térébenthine.

Enfin la convalescence, nous l'avons déjà dit, était longue, souvent difficile, et commandait, à tous égards, des soins assidus. Dès que les forces le permettaient, nous faisions sortir les jeunes gens de leur lit, leur recommandant une courte promenade dans la salle, et bientôt dans les cours, afin de respirer un air plus pur que celui des salles. Nous insistions encore sur les frictions sèches à la peau; nous prescrivions en même temps des viandes rôties, du vin. Nous surveillions attentivement les fonctions digestives, prêt à diminuer les aliments, à revenir à l'usage des bouillons seulement dès que la diarrhée se déclarait. Malheureusement notre surveillance n'empêchait pas toujours des abus fâcheux; et nous devons à la vérité de dire que des excès dans le régime ont été plusieurs fois causes d'accidents mortels.

Nous n'avons eu que rarement l'occasion d'observer la fièvre typhoïde simple et légère ; presque toujours elle s'est montrée associée à d'autres états morbides qui trop souvent l'ont rendue et plus grave et plus meurtrière. Dans les premiers temps , elle était compliquée de fièvre catarrhale gastrique : complication peu dangereuse lorsqu'elle était reconnue de bonne heure et attaquée à propos. Il nous suffira de mentionner l'exemple suivant :

Legez , soldat au 3ᵉ régiment du génie, âgé de 24 ans, d'un tempérament bilioso-sanguin , d'une bonne constitution, né à Mortainville (Eure-et-Loir), entre à l'hôpital Sᵗ-Éloi le 29 Septembre 1854 ; il est malade depuis lundi dernier : étant au travail, il a été pris tout à coup de céphalalgie générale , plus intense à l'occiput, avec brisement général , alternatives de froid et de chaud, vertiges, faiblesse dans les jambes; il attribue son mal à un refroidissement , s'étant gorgé d'eau couvert de sueur. Le jour de son entrée , 4ᵐᵉ jour à dater de l'invasion, ce jeune militaire a le *facies* étonné , toujours la douleur de tête , la lassitude générale , avec lombago intense , et présente en même temps une langue large, recouverte d'un enduit blanc-grisâtre, épais, avec inappétence, bouche mauvaise, soif assez vive : du côté du ventre , douleur à la pression dans la fosse iliaque droite, avec gargouillement.

Le 30 Septembre , 5ᵐᵉ jour , nous constatons l'état du malade qui a eu , dans la nuit, un épistaxis ; l'ipéca-

cuanha, donné à dose vomitive, provoque des vomissements abondants de matières muqueuses et bilieuses :
à la suite de ces évacuations, Legez paraît soulagé ; il
est moins agité que la veille ; son pouls est fréquent, dépressible, mais régulier. (Eau d'orge; cataplasmes émollients promenés sur les extrémités inférieures.)

Le 1er Octobre, 6me jour, les bourdonnements, les
vertiges, l'hébétude du *facies* persistent ; la langue est
encore sale, surtout à sa base; le ventre est souple ;
constipation. (Purgatif salin; bouillon d'herbes; dans la
journée, six selles copieuses.)

Le 2 Octobre, 7me jour, la figure reste étonnée, mais
la céphalalgie a diminué; la température du corps est
moins élevée, et la peau se couvre de moiteur; en même
temps des taches rosées, lenticulaires se dessinent et se
montrent en grand nombre sur la poitrine et l'abdomen.
(Bouillon ; orge miellée.)

A dater de ce jour, l'amélioration fait des progrès sensibles, et, dès le 10 Octobre, 16me jour de la maladie, la
convalescence est pleine et entière.

C'est là un cas parfaitement dessiné de fièvre typhoïde
associée à une fièvre catarrhale gastrique. L'embarras des
voies digestives nous a paru constituer l'élément dominant et devenir le sujet principal d'indication. Les évacuants ont produit un double effet: 1o de débarrasser le
tube digestif, 2o de permettre un mouvement de diaphorèse salutaire; l'apparition, dans ce dernier moment, de
ces taches lenticulaires ne doit-elle pas être considérée
comme un phénomène critique ? Nous reviendrons bientôt sur ce dernier caractère ; notons seulement qu'en attaquant, détruisant de bonne heure l'élément morbide
dominant, nous avons simplifié la fièvre typhoïde qui,

dès ce moment, a été fort bénigne et légère. En eût-il été de même si nous n'avions pas tenu compte de cette indication majeure ?

La fièvre typhoïde simple, dénuée de toute complication, se présente toujours avec une tendance formelle au désordre, à l'affaiblissement des forces ; il semble qu'une secousse électrique violente soit venue jeter une perturbation profonde dans le système nerveux, que celui-ci soit sous l'influence d'une commotion générale violente ; il n'est donc pas étonnant si, par les progrès du mal, l'ataxie et l'adynamie se dessinent parfaitement et offrent des caractères tranchés et trop souvent inquiétants. Mais ce dernier mode morbide peut aussi se montrer dès le début de la fièvre typhoïde et devenir une complication dangereuse : celle-ci a été surtout fréquente durant le quadrimestre médical qui nous occupe, et a attiré toute notre attention. Entre autres faits que nous pourrions citer, nous rapporterons le suivant :

Bastide, soldat au 7me régiment de dragons, âgé de 23 ans, d'un tempérament lymphatique, né à Largentière (Ardèche), entre à l'hôpital St-Éloi le 30 Septembre 1854 ; il en était sorti, depuis quinze jours, convalescent de la variole ; depuis lors il était en proie à la diarrhée.

Depuis trois jours il se plaint de lassitude générale, de faiblesse dans les jambes, de bourdonnements d'oreilles, de vertiges, de céphalalgie frontale fort intense ; le soir, il est pris de chaleur vive, d'agitation qui durent une grande partie de la nuit. Le jour de son entrée, 4me jour de sa maladie, les symptômes déjà énoncés sont plus prononcés ; la chaleur de la peau est en même temps âcre et mordicante au toucher ; le pouls fréquent, irrégulier par moments, mais surtout faible, dépressible ;

la langue est sèche, le ventre un peu douloureux à la pression; le décubitus est dorsal; le *facies* hébété; la diarrhée a cessé depuis son entrée à l'hôpital. (Bouillon; limonade vineuse; cataplasmes émollients aux pieds et sur la paroi abdominale.)

Le 1er Octobre, 5me jour, épistaxis qui se renouvelle plusieurs fois; prostration considérable des forces; le pouls disparaît sous la plus légère pression; le malade reste immobile, toujours couché sur le dos. Pas de diarrhée. (Décoction de quinquina coupée avec le lait; frictions avec la teinture de kina camphrée à la face interne des membres inférieurs; deux cuillerées de bouillon de quatre en quatre heures.

Le 2 et 3 Octobre, 6me et 7me jour, stupeur complète; narines pulvérulentes; langue sèche; météorisme abdominal; pouls faible, très-dépressible. (Mêmes prescriptions.)

Le 4 Octobre, 8me jour, sur le soir, délire qui se prolonge bien avant dans la nuit, avec agitation telle, que la camisole est nécessaire pour le retenir au lit; la respiration devient embarrassée, et des râles sibilants et muqueux se font entendre en avant de la poitrine; en même temps des pétéchies se développent sur plusieurs points du corps, mais surtout du tronc; elles sont petites, d'une couleur livide, et résistent à la pression du doigt; l'affaissement est toujours très-prononcé, et le pouls misérable. (Bouillon; vin sucré; limonade vineuse; cataplasmes sinapisés sur les extrémités.)

Les jours suivants, 9me, 10me, 11me jour de la maladie, le mal paraît s'arrêter un moment, puis s'aggraver; mais il conserve toujours sa physionomie particulière et ne nécessite pas l'emploi de nouveaux moyens.

Le 12me jour, la stupeur diminue, la pulvérulence des narines est moins prononcée, la langue est un peu humide, et le malade a poussé deux selles ; en même temps des sudamina apparaissent en grand nombre sur le cou et le thorax, et quelques taches rosées lenticulaires commencent à se développer sur la paroi abdominale.

Le 13me jour, il y a eu un peu de sommeil dans la nuit ; la chaleur de la peau a perdu de son âcreté ; la figure est moins hébétée ; le pouls s'est un peu relevé ; mais le malade tousse beaucoup, et l'oreille perçoit des râles sibilants et muqueux sur divers points de la poitrine ; les taches rosées sont très-nombreuses sur la partie antérieure du tronc. (Tisane pectorale édulcorée avec le sirop de kina ; loock kermétisé ; frictions avec la teinture de kina camphrée ; bouillon.)

Le 14me jour, les symptômes typhiques vont toujours en diminuant ; la toux seule persiste et fatigue beaucoup notre malade ; l'expectoration est abondante et fournit des crachats puriformes, d'un blanc jaunâtre. (Mêmes prescriptions ; la décoction de lichen remplace la tisane pectorale.)

Les jours suivants, le mieux continue, et la toux diminue ; l'hébétude du *facies* tend à s'effacer ; la convalescence paraît sur le point de s'établir, lorsque Bastide est pris tout à coup, au 17me jour de sa maladie, de coliques intenses, avec flux diarrhéique abondant, que nous attribuons à un écart de régime : du reste, quelle qu'en soit la cause, nous prescrivons pour le moment une diète sévère, l'usage de la décoction blanche de Sydenham, des lavements amilacés et laudanisés, et des embrocations sur le ventre avec l'huile de jusquiame.

Sous l'influence de ce traitement, la diarrhée diminue, la convalescence se confirme, et Bastide rentre chez lui, en Novembre, avec un congé de six mois.

L'ensemble des symptômes qui se sont successivement développés chez Bastide, le mode d'évolution de la maladie, sa marche, certains phénomènes morbides caractéristiques, démontrent suffisamment l'existence de la fièvre typhoïde associée à un état adynamique ; aussi avons-nous insisté sur l'emploi des toniques. Dans les premiers jours de la maladie, nous avions eu un instant la pensée de recourir à l'application des vésicatoires, mais nous y avons vite renoncé, dans la crainte de provoquer le développement de plaques gangréneuses et d'ulcérations de mauvaise nature, comme cela nous était arrivé chez bon nombre d'autres malades.

Dans les deux observations qui précèdent, nous voyons l'éruption papuleuse coïncider avec une tendance à une amélioration sensible ; ne devons-nous la considérer que comme symptôme typhique, ou bien, au contraire, faut-il la classer au rang des phénomènes critiques ? Ces deux faits seraient sans doute insuffisants pour nous la faire admettre comme le résultat d'un effort critique ; mais assez souvent les choses se sont passées de la même manière ; l'apparition des taches rosées lenticulaires nous a toujours permis de prédire une solution heureuse, prochaine. Une autre remarque à faire, c'est qu'à l'exception du premier cas, nous les avons toujours vues se déclarer du douzième au quatorzième jour de la fièvre. Plus les taches rosées ont été nombreuses, plus l'amélioration a été rapide, Les pétéchies, au contraire, loin d'indiquer un mouvement favorable, étaient de fâcheux augure, et n'étaient trop souvent que le prélude d'une infection putride.

Durant nos études cliniques, il nous était arrivé plusieurs fois de voir la fièvre typhoïde se déclarer chez des jeunes gens qui, quelque temps auparavant, avaient été frappés de variole; la deuxième observation que nous avons enregistrée nous montre un cas analogue : il y a plus, la variole avait été confluente, et le malade n'avait pas été vacciné. Comment concilier ce fait avec la théorie émise par quelques hommes de mérite d'ailleurs, H. Carnot, officier d'artillerie, les docteurs Bayard, Verdé-Delisle ?

Ce dernier, qui en 1839 avait publié une brochure tendant à prouver par des statistiques l'influence fâcheuse du virus vaccin sur la mortalité aux différents âges, vient de faire paraître un volume où il cherche à prouver que la dégénérescence physique de l'espèce humaine est déterminée par ce principe spécifique. Quelques années après la publication du premier mémoire de M. Verdé-Delisle, H. Carnot, officier d'artillerie, publia un travail dans le même sens, où il fit appel aux médecins pour les engager à entrer dans cette nouvelle voie de recherches; dans ce mémoire, soumis à l'Institut, nous trouvons, entre autres propositions, la suivante : « La mort, sous des noms inconnus au XVIIIe siècle, prélève aujourd'hui sur la jeunesse le tribut que la petite vérole imposait autrefois à l'enfant. » Enfin le docteur Bayard a soumis au jugement de l'Académie des sciences ainsi qu'à celui de l'Académie de médecine, et publié ensuite une étude sur la gastro-entérite varioleuse avant et depuis la découverte de la vaccine.

Nous n'avons pas ici à analyser, discuter les diverses

propositions émises par ces observateurs; occupons-nous seulement de celles qui se rapportent à notre sujet; leur idée principale, parfaitement développée par le docteur Verdé-Delisle est celle-ci : le vaccin n'a d'autre action que de contenir le principe de la petite vérole, de le retenir à l'intérieur de l'organisme, au risque des plus graves désordres. Aussi, sous l'influence de cette cause morbifique, la matière expulsée autrefois par la petite vérole se développe à l'intérieur en fièvre typhoïde, ou sous forme d'angine gangréneuse, de croup, etc., etc. Pour le docteur Bayard, la fièvre typhoïde n'est qu'une variole interne : « La fièvre éruptive ou le virus varioleux, dit-il, repoussé de l'enfance à la jeunesse, de la paroi externe à la paroi intestinale par le double effet du vaccin et de l'âge, devient variole interne, latente, susceptible, comme la première, de se combiner avec les maladies intercurrentes, et de donner ce produit bâtard, nommé fièvre typhoïde, qui jusqu'alors a reçu tant de noms divers. »

La variole peut, en effet, constituer un acte dépurateur puissant. Tous les praticiens sont d'accord sur ce point, mais elle ne joue pas toujours un pareil rôle, et n'est que trop souvent encore le point de départ d'accidents morbides plus ou moins graves. Pourquoi donc ne pas prévenir le développement de cette affection éruptive qui a été si souvent meurtrière, qui décimait autrefois les populations? Il y a plus encore : sur quels faits ces observateurs se fondent-ils pour soutenir que la matière varioleuse reste contenue dans l'organisme? Est-ce que nous en recevons le germe avec la vie? Mais alors où était ce germe avant que la petite vérole fît son apparition dans le monde? Mais alors pourquoi faut-il pour son éclosion, sa mani-

festation, la cause épidémique souvent, ainsi que le contage
d'une part, et l'aptitude individuelle d'autre part? Si la matière varioleuse est dans notre organisme, elle doit tôt ou
tard susciter les symptômes qui servent à la caractériser,
par sa seule puissance, et sans que l'intervention d'une
cause extérieure soit nécessaire. Dans cette hypothèse, la
nature doit mieux faire les choses que nous : l'inocula-
tion est inutile.

Mais, admettons que la matière varioleuse non expulsée,
retenue à l'intérieur de l'organisme, soit la cause efficiente
de la fièvre typhoïde, celle-ci, par suite, ne devra jamais
se manifester chez les jeunes gens qui ont éprouvé les
atteintes de la petite vérole : or, nous avons noté le contraire. Nous sommes convaincu, du reste, que cette
remarque a été faite par beaucoup d'autres observateurs.
Nous pouvons donc conclure que la matière varioleuse
retenue n'est pas la cause efficiente de la fièvre typhoïde,
que le développement normal, régulier d'une variole
même confluente n'en préserve pas.

Maintenant, devrons-nous discuter longuement les diverses propositions émises par le docteur Bayard ? leur
lecture nous fait craindre qu'il n'y ait un peu de confusion
dans l'esprit de ce praticien estimable au sujet de la fièvre
typhoïde : en effet, celle-ci n'est-elle qu'une gastro-entérite ; est-elle autre chose ? c'est ce qui reste douteux
quand on a pris connaissance du travail de notre confrère
de Cirey. Quoi qu'il en soit, acceptons les propositions
telles quelles, et étudions-en leur valeur. « Le double-
ment de la mortalité de la jeunesse, depuis 1800, reconnaît, dit-il, pour causes immédiates principales les affections gastro-intestinales. » Cette hypothèse pouvait être
soutenue pendant le règne du système de Broussais, qui

rapportait le plus grand nombre des maux qui affligeaient l'espèce humaine à une irritation, à une inflammation de la muqueuse gastro-intestinale; elle ne peut l'être aujourd'hui. Il est, en effet, démontré que la phlegmasie de la muqueuse abdominale est moins commune que le pensait l'École physiologique. Avec une attention soutenue, et surtout moins de prévention, il serait, croyons-nous, facile d'établir que les maladies abdominales sont surtout fréquentes et meurtrières dans la première enfance : or, ce n'est qu'à cet âge que le virus vaccin est inoculé, et certes il n'a pù encore modifier profondément le système vivant, et le disposer aux gastro-entérites varioleuses.

Du reste, ce sont ces affections des voies digestives qui préoccupent le docteur Bayard : la fièvre typhoïde n'est pour lui qu'une variole interne, une éruption développée sur la muqueuse abdominale, mais avec association du typhus. « La variole confluente, dit-il, et la fièvre typhoïde ne sont, en réalité, qu'une seule et même maladie, tantôt externe, tantôt interne, produite par la combinaison de la variole et du typhus. » Quoi, une variole confluente qui est régulière, qui n'est accompagnée et suivie d'aucun accident, est combinée avec le typhus ; elle n'est même confluente qu'à cause de cette combinaison ! Nous avions pensé jusqu'à présent qu'une variole pouvait rester simple tout en étant confluente, comme aussi une variole discrète pouvait donner de sérieuses inquiétudes toutes les fois qu'il s'y ajoutait d'autres états morbides graves, surtout l'état typhique qui ne la rendait pas pour cela confluente.

D'un autre côté, si la fièvre typhoïde n'est qu'une variole interne, une éruption de la muqueuse gastro-intestinale, celle-ci doit être constante, ne faire jamais défaut;

et pourtant tous les praticiens qui ont observé cette maladie sur une grande échelle avouent, d'un commun accord, qu'elle existe quelquefois sans la moindre lésion intestinale.

Enfin, le docteur Bayard, poursuivant toujours son idée, nous dit : « Si dans la comparaison de ces deux maladies (variole confluente et fièvre typhoïde) on fait abstraction de l'éruption propre à chacune d'elles, on trouve une *similitude parfaite* dans les phénomènes de la fièvre secondaire qui la constitue : même infection du sang, même permanence dans la source de cette infection, même saturation de l'organisme par un principe délétère. » Il emprunte cette démonstration au premier mémoire du docteur Serres (1847). N'en déplaise à notre confrère de Cirey et à l'illustre membre de l'Institut, nous ne sachons pas que, dans le cas de variole régulière, soit discrète, soit confluente, il y ait infection du sang, que la fièvre secondaire en soit le résultat immédiat, que l'organisme enfin soit saturé par un principe délétère. Les pustules varioliques ne sont en réalité que de petits phlegmons qui provoquent sans doute un mouvement fébrile plus ou moins intense, mais qui sont utiles, et ont un but réellement éliminateur : tant que ces petits phlegmons poursuivent leur marche régulière, il n'y a aucune infection à craindre ; celle-ci, au contraire, est inévitable si, par suite d'une cause perturbatrice, leur cours ordinaire est suspendu, et qu'il y ait résorption. Cette infection du sang constitue donc un accident des plus graves, et qui ne s'observe jamais dans les cas ordinaires, réguliers de variole.

Mais si, dans la variole, l'observation clinique démontre l'existence d'une fièvre d'éruption, et plus tard d'une fièvre secondaire dite de suppuration , elle ne prouve rien d'analogue dans le cours de la fièvre typhoïde : il s'agit, dans ce dernier cas, d'une fièvre à type continu rémittent, qui ne cesse qu'avec les principaux symptômes caractéristiques , qui offre parfois une violence extrême, bien que l'éruption intestinale soit nulle ou à peu près , qui d'autres fois, au contraire, diminue, s'efface, bien que la désorganisation intestinale fasse sourdement des progrès tels que la perforation a pu en être la conséquence. L'affection typhique n'est donc pas caractérisée par deux mouvements fébriles distincts, se déclarant à des époques différentes ; il ne peut y avoir d'infection putride que lorsque des ulcérations de mauvaise nature , des plaques gangréneuses se sont développées sur les points sur lesquels repose le corps ou recouverts par des vésicatoires : or, est-il permis de comparer cette espèce d'infection à l'infection purulente qui se déclare parfois brusquement durant la période de suppuration de la variole ?

Que conclure de tout cela , sinon que la variole et la fièvre typhoïde sont deux maladies parfaitement distinctes l'une de l'autre , ayant leurs causes , leurs symptômes particuliers, ne découlant pas l'une de l'autre , et n'ayant d'autre similitude réelle que de se trouver placées toutes les deux au rang des affections morbides spécifiques, pouvant se développer d'une manière spontanée ou par voie de contagion , ayant un cours inabréviable , une durée prévue d'avance , dont tout le traitement consiste à modérer l'intensité de leurs principales manifestations morbides, à combattre leurs complications , et à favoriser les voies de solution , et ne se développant ordinairement qu'une seule fois chez le même sujet.

Le type de la fièvre typhoïde est continu avec des exa-

cerbations le soir ou dans la nuit ; c'est donc une fièvre
continue rémittente durant laquelle , dans la 1re période
surtout , les malades n'ont, le matin, qu'un mouvement
fébrile peu marqué , sont plus calmes, moins inquiets ;
tandis que, le soir , la chaleur de la peau , la fréquence
du pouls augmentent , la langue devient sèche , l'agitation recommence. Il est bon de ne pas se méprendre sur
la valeur de ces exacerbations, et de ne pas les attribuer
d'emblée à un état rémittent essentiel : ici le diagnostic
a ses difficultés ; et ce n'est qu'à l'aide de l'analyse clinique , secondée par une observation de tous les instants , pour ainsi dire , que l'homme de l'art parvient à
la détermination exacte de la nature de l'élément qui
domine la scène morbide. Il convient , en effet, de surveiller attentivement le mode de développement , de succession des phénomènes morbides , d'apprécier leur enchaînement, d'en constater la valeur , et surtout de con-
naître le milieu dans lequel a vécu le malade , les causes
présumées de la maladie , afin de saisir les indications
qu'il convient de remplir. Cette règle de conduite nous a
toujours dirigé dans nos études cliniques, et nous a permis
assez souvent de reconnaître l'existence d'une véritable
complication rémittente. Il nous suffira de consigner l'observation suivante :

B......, soldat au 61me régiment de ligne , âgé de 24
ans, entre dans nos salles le 12 Octobre 1854 ; il est dans
un état considérable de faiblesse, se plaint de tournoie-
ments de tête, de céphalalgie, de douleurs abdominales;
a le *facies* hébété, les narines pulvérulentes, la langue
sèche et une diarrhée assez forte ; en même temps la
température du corps est élevée, et la chaleur âcre et
mordicante. (Bouillon ; purée de lentilles ; eau de riz

édulcorée avec le sirop de gomme ; potion gommeuse ;
cataplasmes émollients sur le ventre et aux extrémités
inférieures.)

Le malade ne nous donne aucun renseignement précis
sur son état antérieur à son entrée ; il nous parle seulement de fièvre intermittente qu'il a eue autrefois. Quoi
qu'il en soit, les symptômes déjà énumérés persistent le
jour suivant ; mais, le 14, à la visite du matin, nous
remarquons un peu de moiteur à la peau ; le ventre n'est
plus douloureux ; la langue s'est humectée ; les narines
sont moins pulvérulentes ; la tête est plus libre, et la
diarrhée est suspendue. Nous insistons sur l'emploi des
mêmes moyens. A la visite du soir, la chaleur de la
peau est augmentée ; en même temps que la sécheresse de
la langue, la pulvérulence des narines est revenue ; ce
jeune militaire est affaissé, reste immobile dans un état
de somnolence, répond lentement aux questions qui lui
sont adressées, a le ventre météorisé, douloureux à la
pression. Nous recommandons au chirurgien interne de
le surveiller : la plus grande partie de la nuit se passe
dans cet état.

Sur le matin, 15 Octobre, ce jeune soldat paraît se
réveiller ; il peut se remuer dans son lit, présente moins
de stupeur, moins de chaleur à la peau, qui est moite ;
la langue est de nouveau humide, la pulvérulence des
narines moindre ; en un mot, il y a une amélioration
sensible. Nous prescrivons aussitôt une potion avec
véhicule 120 grammes ; sulfate de quinine 1 gram. ; eau de
Rabel s. q., extrait de kina 8 gram. ; sirop de kina 30
gram., à prendre par cuillerée d'heure en heure.

A notre visite du soir, l'exacerbation n'a pas encore
reparu ; elle ne revient que plus tard, et ne dure que

fort peu; le matin, 16 Octobre, l'hébétude du *facies* persiste, mais le vertige est moins développé; la langue
reste humide; la pulvérulence des narines est légère;
la pression n'éveille plus qu'un peu de douleur dans la
fosse iliaque droite. Nous reprenons l'usage de la même
potion afin de prévenir le retour de ces paroxysmes, qui,
en effet, ne se reproduisent plus. Dès ce moment, les
symptômes typhiques ne font plus de progrès, et tendent bientôt à décroître; le 22 Octobre, le malade commence à manger. Néanmoins nous insistons plusieurs
jours de suite sur l'emploi de l'extrait de kina, tant pour
prévenir le retour des exacerbations que pour donner
des forces; nous prescrivons en même temps un verre
décoction de kina, et des frictions avec la teinture de la
même écorce. Enfin, dans les derniers jours d'Octobre,
notre jeune soldat mange la demi matin et soir, et est en
pleine et entière convalescence.

Dans ce cas-ci, comme pour tous ceux qui nous ont
offert la même complication, nous avons tenu compte
du caractère des exacerbations, des modifications qui se
déclaraient chez le malade durant leur existence comme
après, de la coexistence, à cette époque, de fièvres intermittentes et rémittentes nombreuses dans nos salles. Du
reste, dans le doute, nous n'avons pas hésité à administrer l'antipériodique qui n'était pas nuisible, si l'état
rémittent n'existait pas, et qui, au contraire, produisait
les résultats les plus satisfaisants, toutes les fois que
cette association morbide était réelle. Non-seulement
alors celle-ci était anéantie, mais la fièvre typhoïde
simplifiée tendait plus aisément vers une solution heureuse.

Notre ligne de conduite, dans le traitement de la fièvre

typhoïde, a été toujours en rapport avec son état de simplicité ou de complication, l'intensité plus ou moins grande de ses diverses périodes, ses voies de solution.

Nous n'avons eu que rarement l'occasion de nous en tenir à la méthode naturelle. Dans les cas exceptionnels, qui ne nécessitaient pas l'intervention active de l'homme de l'art, il nous a toujours suffi de prescrire une diète plus ou mois sévère, l'usage des émollients, qui étaient associés aux calmants pour ensuite être remplacés par des toniques; nous suivions pas à pas la marche régulière de la maladie, la laissant ainsi s'user d'elle-même et arriver à une solution heureuse.

La période d'irritation n'a jamais été assez violente pour indiquer l'utilité d'une saignée générale. Les sangsues, au contraire, appliquées sur la fosse iliaque droite, ont été parfois d'un grand secours pour calmer la douleur inflammatoire de la muqueuse intestinale : dans ce dernier cas, il était urgent de maintenir constamment des cataplasmes émollients sur la paroi abdominale.

C'étaient encore les émollients et les calmants que nous préférions d'abord lorsque l'insomnie, l'agitation, le délire, les soubresauts des tendons démontraient l'existence de l'ataxie. Car, nous savons, par expérience, que, dans les premiers moments de cette deuxième période, l'irritation est associée à l'ataxie. Les attractifs rubéfiants et révulsifs aux extrémités, les sangsues tantôt aux apophyses mastoïdes, tantôt au creux épigastique, nous ont été alors d'un grand secours pour prévenir la formation des congestions ou les dissiper. Le musc, sous forme de teinture, le camphre en poudre avec le nitre étaient administrés lorsque les symptômes ataxiques prenaient plus de développement.

Nous avions soin enfin d'associer ou de substituer, plus ou moins de bonne heure, à ces derniers médicaments, les toniques, le quinquina, surtout en décoction ou sous forme d'extrait, le vin, afin de soutenir les forces si délabrées dans la dernière période.

Chez tous les militaires qui nous ont offert l'existence et la prédominance de l'état gastrique, nous avons eu recours aussitôt aux évacuants par les voies supérieures; nous avons préféré alors l'ipécacuanha en poudre qui ne déprime pas autant le système circulatoire que le tartre stibié. Vers le 6me ou le 7me jour, les signes manifestes d'une turgescence intestinale nous ont fait plusieurs fois un devoir de prescrire un purgatif.

Enfin, nous devons convenir que le quinquina surtout et ses diverses préparations nous ont rendu le plus de services. Nous n'avons pas hésité un seul instant à donner, dès le début, la décoction de quinquina pour boisson, soit seule, soit coupée avec le lait, et de prescrire des frictions avec la teinture de kina camphrée sur la face interne des membres toutes les fois que l'état adynamique constituait l'élément dominant; nous insistions en même temps sur l'usàge du vin, du bouillon. L'indication première, unique même, était de soutenir, de relever les forces. Nous avons déjà dit pour quel motif nous n'utilisions plus les topiques vésicants.

Ce n'était pas toujours ce seul but que nous voulions atteindre par l'emploi de l'écorce du Pérou : il s'agissait aussi assez souvent de détruire de bonne heure une complication des plus graves, l'état rémittent. Mais alors nous avions hâte d'administrer le sulfate de quinine associé à la résine de kina. Cette association médicamenteuse avait pour double avantage de combattre les paroxysmes, et surtout l'affection rémittente dont ils ne sont qu'une manifestation, et la faiblesse radicale qui ne faisait jamais défaut dans ces cas.

L'appareil pulmonaire était en même temps le siége, chez quelques malades, d'une congestion assez intense ; nous insistions alors sur l'usage de loochs kermétisés, d'une infusion d'ipécacuanha, de la tisane de polygala. Nous nous adressions, au contraire, à la décoction blanche de Sydenham, au diascordium, au cachou, lorsque la diarrhée menaçait les jours du malade.

Du reste, celle-ci a été fort souvent tenace, et s'est même prolongée ou reproduite durant la convalescence. Aussi nous sommes-nous montré toujours sévère à l'égard du régime, et nous n'avons jamais cédé aux désirs de ces jeunes gens ; car le plus léger écart, le moindre excès ont pu être quelquefois la source d'accidents graves et même mortels.

L'affection effluvienne n'est devenue réellement fréquente que dans les derniers jours de Septembre. Jusquelà, nous n'en avions observé que quelques cas dans nos salles ; elle a emprunté tantôt le type intermittent, tantôt le type rémittent. Souvent bénigne, elle s'est développée assez fréquemment aussi avec des caractères pernicieux.

La plupart des militaires qui en ont souffert nous étaient envoyés du camp du Midi. Sur 30 observations de fièvre intermittente, recueillies par M. Valette, élève en médecine, 28 se rapportent au type quotidien, 2 seulement au type tierce : sur ce même nombre de malades, 15 avaient la fièvre d'accès pour la première fois ; 11 n'en avaient plus éprouvé les atteintes depuis plus d'un an ; 4 seulement étaient fébricitants depuis deux mois, et leur maladie s'était déclarée durant leur séjour à Rome.

Chez trois malades, les accès se développaient dans la matinée, de 6 heures à 9 heures : ils ne se manifestaient que dans l'après-midi chez tous les autres, le plus souvent de 2 à 6 heures; dans tous les cas, ils étaient parfaitement dessinés et annoncés par un frisson assez intense, d'une durée d'une demi-heure à une heure. Celui-ci n'est jamais aussi prononcé, ni d'une aussi longue durée, dans la fièvre catarrhale et la fièvre gastrique; la période de réaction se prolongeait bien souvent fort avant dans la nuit, et n'était suivie que de peu de sueur.

Cette fièvre intermittente quotidienne a parcouru plusieurs fois son cours de concert avec une irritation hépatique et jaunisse; deux fois une dysenterie inquiétante en est devenue une complication sérieuse; presque toujours elle s'est montrée associée à un embarras tantôt des premières voies, tantôt des secondes. Dans ce dernier cas, les signes caractéristiques de l'état gastrique ou intestinal ont persisté et ont été parfaitement dessinés durant l'intervalle des accès. Avec le retour du froid, les envies de vomir revenaient avec une nouvelle force, et la douleur de tête augmentait d'intensité. Du reste, la bouche était toujours amère, la langue recouverte d'un enduit blanc jaunâtre. La fièvre intermittente n'était pas subordonnée à l'embarras des voies digestives, puisqu'elle ne cédait pas aux moyens employés pour combattre cette complication, et qu'elle nécessitait, en outre, l'usage des préparations de quinquina.

Enfin, une dernière remarque à faire, c'est que plusieurs fois des symptômes typhiques se sont déclarés durant l'accès, et ont fait craindre l'état pernicieux; comme aussi le paroxysme, en se prolongeant, nous démontrait que le type quotidien tendait à devenir rémittent. Ces deux derniers états, d'ailleurs, n'ont pas été rares.

Nous avons pu noter, en effet, 15 cas de fièvre intermittente pernicieuse : sur ce nombre, il y a eu 4 décès. Des 3 militaires qui en ont été victimes, 2 étaient traités pour fièvre intermittente bénigne, usaient du sulfate de quinine, et paraissaient en voie de guérison, lorsqu'ils ont été tout à coup frappés d'un accès pernicieux et mortel; le troisième a succombé le premier jour de son entrée; le quatrième enfin était un civil, venant de Frontignan, usé par la misère, avancé en âge, ne jouissant, par conséquent, d'aucune résistance vitale.

Quelques malades n'ont été atteints d'accès pernicieux qu'après la répétition de plusieurs paroxysmes simples et bénins; le diagnostic n'offrait alors aucune difficulté : il n'en était plus de même, au contraire, lorsque l'accès pernicieux éclatait d'une manière brusque, et sans que rien eût pu faire prévoir une explosion si inattendue.

Bleygeot (Jean), âgé de 25 ans, né dans le département de la Corrèze, soldat au 10e de ligne, entre dans nos salles le 14 Octobre; il est couché au no 14, salle St-Joseph. Il est évacué, avec plusieurs camarades, du camp du Midi, et ne se plaint que de faiblesse.

Le soir de son entrée, il est pris, à 7 heures et demie, d'un frisson violent suivi presque aussitôt de perte de connaissance, avec la figure rouge, les yeux fortement injectés, les pupilles dilatées, la respiration bruyante, stertoreuse, lente; le pouls large, fréquent; la peau chaude et couverte d'une sueur froide; les membres dans un état complet de résolution.

Le chirurgien-interne de garde est effrayé en présence de symptômes si graves, et interroge les camarades du malade sur ses antécédents ; ils lui répondent que ce jeune militaire se plaignait depuis plusieurs jours de faiblesse, de lassitude. Le diagnostic était sans nul doute difficile , incertain : s'agissait-il d'un raptus sanguin vers la tête ? Tous ces phénomènes insolites se rattachaient-ils , au contraire, à une affection effluvienne pernicieuse ? Pour le moment, le doute était seul permis, et il ne s'agissait plus que de combattre la manifestation morbide, d'en atténuer la violence : c'est dans ce but que des sinapismes furent promenés sur les extrémités inférieures , deux vésicatoires placés aux mollets et un lavement purgatif administré.

Cet état grave persista toute la nuit : sur le matin seulement, vers les 6 heures, 15 Octobre., notre malade reprit peu à peu l'usage de ses sens ; la chaleur de la peau, l'injection des conjonctives et de la face diminuèrent, le pouls perdit de sa fréquence et devint mou, et une douce sueur se déclara. Au moment de notre visite , 7 heures, Bleygeot pouvait répondre à nos questions, et nous apprendre que depuis plusieurs jours il était fatigué , et avait éprouvé, à plusieurs reprises, quelques frissons suivis de chaleur. Nous prescrivîmes aussitôt la potion suivante, à prendre par cuillerées d'heure en heure :

> Véhicule................ 120 gram.
> Sulfate de quinine....... 1   50
> Extrait mou de kina..... 10
> Sirop 30

L'indication nous parut ici manifeste et basée sur l'apparition des frissons , sur la brusquerie de l'invasion du mal, la violence de la manifestation morbide, enfin la diminution et la cessation, sur le matin, de la plupart des symptômes graves. Notre diagnostic nous parut encore confirmé par la connaissance du milieu où s'était trouvé le malade : il était évacué du camp du Midi, et nous avons dit déjà que bon nombre de ses camarades étaient atteints d'affection effluvienne. Enfin, la suite vint démontrer la justesse de notre diagnostic : en effet, le soir, à la même heure que la veille, il y eut encore un accès qui fut très-léger et de courte durée, avec un peu de coma.

Dès le 16 Octobre, il ne resta plus qu'une lassitude générale et une faiblesse qui s'effaça successivement ; pendant plusieurs jours nous eûmes la précaution de donner l'extrait de kina associé au sulfate de quinine.

Dans tous les cas de fièvre intermittente pernicieuse, nous avons eu toujours soin de rechercher ces principaux caractères qui nous ont paru de la plus grande valeur pour la détermination du diagnostic. Nous n'attachions pas une si grande importance à l'état du pouls, des urines ; des praticiens éminents ont considéré comme un signe précieux le sédiment briqueté des urines : ainsi Sydenham, dans sa lettre à Robert Brady, rapporte que, pendant l'épidémie qui sévit depuis 1675 jusqu'en 1680, les fièvres intermittentes se présentèrent sous la forme apoplectique ; il reconnut, dit-il, le caractère pernicieux de ces fièvres à l'inspection des urines qui laissaient déposer un sédiment briqueté. Sans nous élever contre l'observation du médecin anglais, nous devons attester qu'il nous a été impossible de signaler ce caractère séméiotique à l'attention des élèves qui suivaient nos visites ; d'ailleurs, ne sait-on pas que ce dépôt urinaire peut se rencontrer dans une foule de maladies de nature diverse ?

Quelquefois la fièvre intermittente pernicieuse a affecté le type tierce, et nos malades ont eu deux accès par-

faitement caractérisés; plus souvent elle s'est présentée
sous le type quotidien , et même a fini par s'éloigner du
type intermittent pour prendre la forme rémittente. Les
rémissions étaient alors de courte durée , et si peu pro-
noncées parfois qu'on aurait pu se méprendre et croire à
l'existence d'une simple fièvre continue.

La fièvre rémittente pernicieuse était ordinairement
accompagnée d'état gastrique et nous a offert fréquemment
des symptômes typhoïdes durant le paroxysme :

Balam (Pierre), soldat au 10e de ligne, né à Nohic
(Tarn-et-Garonne), âgé de 24 ans, entre à l'hôpital le
17 octobre , et occupe le no 4, salle St-Victor. Il n'avait
jamais eu les fièvres; il est malade depuis huit jours au
camp du Midi; il éprouvait de la lassitude dans les
membres, de la céphalalgie , nous disait qu'il avait eu
la bouche mauvaise, amère, des envies de vomir ; enfin,
tous les matins, à 10 heures, survenait une forte chaleur,
une agitation qui durait une grande partie de la journée,
et était, sur le soir, remplacée par une sueur abondante.

Le 18 Octobre, à notre visite du matin, nous constatons
que l'état du malade est le même; sa langue est très-
sale, recouverte d'un enduit blanc grisâtre , l'haleine
fétide , le pouls fréquent, la température du corps un peu
élevée; Balam a le *facies* un peu étonné, et n'a pas eu
de selles depuis cinq jours. 1 gramme 20 centigrammes
d'ipécacuanha en poudre en quatre fois, bouillons d'herbes,
tisane d'orge. Vomissements bilieux abondants.

La chaleur de la peau augmente à 11 heures du matin;
elle est âcre et mordicante au toucher ; l'hébétude de la
face se prononce; la langue est sèche au milieu, avec un
liseré blanc sur les bords, la soif très-vive, l'agitation
grande; en même temps les narines deviennent pulvéru-

lentes et les dents sont vernissées. Le pouls donne 90 pulsations. Ces symptômes persistent avec la même violence jusqu'à l'entrée de la nuit, puis diminuent et s'effacent en partie; mais la température du corps reste encore élevée et le pouls fréquent. (Diète, limonade.)

Le 19 Octobre, le malade paraît assez calme, mais nous offre néanmoins un mouvement fébrile assez prononcé; la connaissance du milieu qu'il habitait, des paroxysmes qu'il avait déjà éprouvés avant son entrée, la marche de sa maladie, nous font admettre l'existence d'une fièvre rémittente à quinquina. L'état gastrique avait déjà été combattu; aussi avons-nous hâte de prescrire une potion dans laquelle nous associons le sulfate de quinine à la résine de kina : le spécifique, administré un peu tard, ne prévient pas le retour d'un nouveau paroxysme qui est encore plus intense et plus long que le premier; mais, le soir même, une nouvelle potion est donnée et prise durant la nuit.

Le 20 Octobre, le paroxysme ne se reproduit pas. Balam reste abattu, fatigué, avec un peu de fièvre ; mais la langue est humide; la pulvérulence des narines, le vernis des dents ont disparu ; sa figure reprend son expression habituelle; tout, en un mot, démontre une amélioration notable : en effet, dès le 21, notre malade réclame des aliments, et se trouve dans un état tout-à-fait satisfaisant.

La durée habituelle de ces fievres rémittentes gastriques pernicieuses a été d'un septénaire; mais il y a eu quelques rechutes ; seulement alors l'affection effluvienne ne se manifestait plus que par des accès quotidiens et bénins.

Plusieurs fois déjà, dans le cours de ce travail, il a

été question de fièvre typhoïde compliquée d'état rémittent et de fièvre rémittente avec symptômes typhiques; ce sont là deux faits morbides qui se rencontrent
souvent unis, combinés, et qu'il est essentiel de bien
distinguer l'un de l'autre : leur distinction est d'autant
plus importante que les indications sont différentes pour
chacun d'eux. Il est, d'ailleurs, d'autant plus utile de
rechercher avec soin tous les éléments propres à fonder
un sûr diagnostic, qu'il n'est pas peut-être un symptôme
de la fièvre typhoïde qu'on n'ait observé dans la fièvre
rémittente à forme typhoïde ; plusieurs d'entre eux,
pourtant, peuvent offrir des différences assez sensibles :
ainsi, dans la stupeur vraiment typhoïde, toutes les
fonctions de relation sont troublées, prostrées ; les réponses du malade sont non-seulement lentes mais embar-
rassées. Dans la fièvre rémittente, la stupeur n'est pas
aussi profonde, le trouble des fonctions de relation moins
prononcé; le malade reste couché en supination, sans
adresser la parole à ses voisins ; mais, dès qu'on l'interroge, il répond nettement et non par monosyllabes.

Du reste, la connaissance des symptômes serait insuffisante ici pour la détermination de la nature du mal ; il
convient, dans ces cas douteux, difficiles, d'étudier les
antécédents du malade, le milieu qu'il habitait, le mode
d'invasion de sa maladie, et surtout sa marche.

En effet, dans la fièvre typhoïde, le début est lent,
assez léger souvent pour laisser ignorer la gravité prochaine du mal; sa marche, assez lente aussi, se caractérise surtout par une aggravation successive des symptômes. Dans la fièvre rémittente, au contraire, il n'est
pas rare de voir, après un accès fébrile simple ou un début
brusque, le malade jeté dans l'état le plus alarmant,
comme aussi revenir promptement à une convalescence

franche, après la disparition assez rapide d'un appareil symptomatique effrayant.

Enfin, les indications et les moyens qui en découlent sont tout-à-fait différents : en effet, tandis que les préparations de quinquina sont nécessaires pour combattre la fièvre rémittente, qu'elles seules sont susceptibles de provoquer une prompte amélioration, elles ne sont nullement le spécifique de la fièvre typhoïde, et ne deviennent utiles, comme toniques, que dès que la période d'adynamie s'est développée.

Du reste, l'association assez fréquente de ces deux modes morbides sur le même individu ne permet pas d'admettre la proposition du docteur Boudin qui cherche à démontrer l'existence d'un véritable antagonisme entre eux. Dans nos localités, ces deux affections ne sont malheureusement que trop fréquentes durant l'été et les premiers jours d'automne.

Une proposition clinique plus vraie, ce nous semble, enregistrée d'ailleurs depuis long-temps dans la science, mais qui nous a paru acquérir une évidence incontestable des faits que nous avons observés et mentionnés, c'est que l'affection effluvienne, constituant un état morbide spécifique, toujours de même nature par conséquent, peut s'offrir à l'observation avec un type et des caractères divers. En effet, nous l'avons vue se manifester successivement avec le type quotidien, rémittent, et même continu, en apparence du moins ; se montrer tantôt sous la forme bénigne, tantôt sous la forme pernicieuse ; l'état pernicieux même éclater tout à coup chez un sujet qui avait déjà eu plusieurs accès ordinaires et simples.

Ce changement de type, de caractère morbide principal n'implique donc pas l'idée d'un changement de nature : l'affection effluvienne reste toujours la même , qu'elle emprunte le type intermittent, rémittent ou continu, qu'elle soit bénigne ou pernicieuse ; car la cause est toujours la même , c'est-à-dire qu'il faut constamment l'intervention du même principe spécifique, sans lequel il n'y a production d'aucun effet morbide. Les symptômes, sans doute, la marche elle-même peuvent subir des modifications profondes , mais la nature reste identique , et indique par suite la nécessité du véritable spécifique , le quinquina.

Mais tout en constatant cette identité de nature, nous devons convenir qu'il existe une grande différence entre une fièvre intermittente bénigne et l'état pernicieux : tandis que la première persiste souvent long-temps chez le même sujet, sans danger immédiat, le second tue parfois d'une manière aussi prompte que la foudre. Quelques instants, quelques heures suffisent pour qu'un individu passe d'un état florissant de santé à l'état le plus alarmant et à la mort : c'est que, dans ce dernier cas, il y a une atteinte directe et profonde portée aux forces de la vie ; c'est que toute résistance, toute synergie vitale est momentanément rompue.

Pour provoquer une modification organique et vitale si perverse et si profonde à la fois, le principe délétère n'est pas d'habitude suffisant ; il faut encore une aptitude spéciale de la part du système vivant, il faut aussi l'influence de certaines conditions constitutionnelles. Tous les auteurs, en effet, sont d'accord pour accuser l'action funeste d'une chaleur élevée et des variations de température qui caractérisent l'automne. L'existence d'épidémies ou de fièvres intermittentes pernicieuses nous permet enfin de signaler l'intervention de certaines constitutions médicales. Or, ne devons-nous pas attribuer en partie à la constitution maligne et épidémique de l'été de 1854 le plus grand nombre de fièvres graves et pernicieuses qui ont été observées à cette époque?

Du reste, tout en reconnaissant que nous possédons un véritable spécifique contre l'affection effluvienne, il ne faudrait pas supposer qu'il ne s'agit, en définitive, que d'administrer le plus tôt possible ce médicament héroïque. Avant de le prescrire, nous avons eu toujours soin de combattre l'élément morbide qui venait le plus souvent la compliquer. Dans grand nombre de cas, l'indication première était de débarrasser les premières voies, et, dans ce but, nous avions recours aux vomitifs, surtout à l'ipécacuanha en poudre. Après la disparition de l'état gastrique, restait encore l'état effluvien, mais qui cédait alors assez facilement aux préparations de quinquina.

. Le sulfate de quinine nous a suffi dans le cas de fièvre intermittente, bénigne et à type quotidien, sans doute, parce que ce mode morbide, de fraîche date, n'avait pas encore produit une impression profonde sur l'économie. Toutefois nous avons eu quelques rechutes qui fort heureusement ont assez vite cessé. Du reste, celles-ci avaient lieu surtout au 6me, au 7me jour. Aussi avions-nous le soin de retenir les convalescents pendants près d'un mois, afin de leur administrer, toutes les semaines, quelques doses de sulfate de quinine.

Ce sel était associé à l'extrait ou à la résine de kina toutes les fois qu'il s'agissait d'une fièvre rémittente ou d'un état intermittent pernicieux; seulement leur dose était beaucoup plus élevée. Cette association médicamenteuse a toujours provoqué des modifications salutaires que le sulfate de quinine, pris seul, n'aurait peut-être pas produites. Cette substance jouit sans doute d'une action anti-périodique, est le spécifique réel de l'affection effluvienne, et, à ce titre, paraît remplir toutes les conditions thérapeutiques exigées; mais il ne faut pas oublier que, dans la perniciosité, le système vivant est profondément altéré, qu'il est urgent, par suite, de relever les forces, afin qu'une réaction favorable s'opère. Or, le quinquina seul en poudre ou sous forme d'extrait, de résine, peut atteindre un pareil résultat par ses propriétés éminemment toniques.

Nous avions soin de faire administrer le remède immédiatement après l'accès, quand l'état pernicieux se montrait sous forme intermittente; comme aussi nous le donnions au moment où les symptômes perdaient de leur intensité et signalaient la déclinaison du paroxysme, lorsque l'affection morbide s'offrait avec les caractères de la fièvre rémittente et pseudo-continue. Quant à la dose du médicament, nous prescrivions de 10 à 12 grammes d'extrait de kina, uni à 1 ou 2 grammes de sulfate de quinine.

Enfin, dans l'état pernicieux, le paroxysme a été toujours surveillé, et est devenu assez souvent une source d'indications. Il serait inutile de rappeler toute la série de moyens que nous avons dû employer dans ces moments; qu'il suffise d'ajouter que ce traitement secondaire a été approprié à la nature des accidents pathologiques qui se manifestaient durant ce paroxysme et servaient à le caractériser.

FIN.

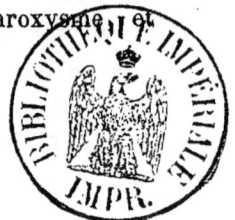

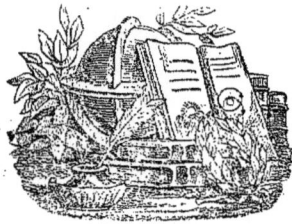

www.ingramcontent.com/pod-product-compliance
Lightning Source LLC
Chambersburg PA
CBHW050603210326
41521CB00008B/1091